TRAITÉ
DES EAUX ET DES BOUES
THERMO-MINÉRALES
DE SAINT-AMAND
(NORD)

PAR D. CHARPENTIER

Docteur en médecine, médecin inspecteur des Thermes de Saint-Amand
membre titulaire de la Société de médecine de Paris,
correspondant de l'Académie nationale de médecine,
de la Société des sciences naturelles et médicales de Bruxelles
et d'autres sociétés savantes nationales
et étrangères.

> Ceux qui s'occupent de l'examen des eaux minérales ne peuvent qu'analyser le cadavre de ces liquides.
>
> (CHAPTAL.)

PARIS
CHEZ J.-B. BAILLIÈRE
LIBRAIRE DE L'ACADÉMIE NATIONALE DE MÉDECINE
RUE HAUTEFEUILLE, 19

1852

TRAITÉ

DES EAUX ET DES BOUES

THERMO-MINÉRALES

DE SAINT-AMAND

[NORD]

TRAITÉ

DES EAUX ET DES BOUES

THERMO-MINÉRALES

DE SAINT-AMAND

(NORD)

PAR D. CHARPENTIER

Docteur en médecine, médecin inspecteur des Thermes de Saint-Amand,
membre titulaire de la Société de médecine de Paris,
correspondant de l'Académie nationale de médecine,
de la Société des sciences naturelles et médicales de Bruxelles,
et d'autres sociétés savantes nationales
et étrangères.

Ceux qui s'occupent de l'examen des eaux minérales ne peuvent qu'analyser le cadavre de ces liquides.

(CHAPTAL.)

PARIS

CHEZ J.-B. BAILLIÈRE

LIBRAIRE DE L'ACADÉMIE NATIONALE DE MÉDECINE

RUE HAUTEFEUILLE, 19

1852

C'est en 1685 qu'Héroguelle, médecin à Arras, fit paraître le premier traité qui a été publié sur les eaux et les boues thermo-minérales de Saint-Amand. Après lui, Brisseau, Mignart, Pithoys, Brassart, Gosse, Bouquié, Morand et Desmilleville ont écrit sur le même sujet[1]. L'ouvrage de ce dernier date de 1772 depuis, on ne trouve plus que des analyses de ces eaux, et quelques essais historiques faits par des personnes étrangères à la médecine, qui ne pouvaient, par conséquent, émettre d'opinion bien fondée sur leurs propriétés médicales.

Cependant les thermes de Saint-Amand n'ont jamais

---

[1] Voici les titres des ouvrages de ces auteurs :

1°. *La Vraie panacée*, dédiée à Louis le Grand, par Héroguelle. Impression de Tournai, 1685.

2°. Trois lettres manuscrites de Brisseau, médecin des hôpitaux du roi à Tournai, dont deux adressées à Fagon, premier médecin de Louis XIV, et une troisième à un médecin de ses amis, de 1697 à 1700. Ces lettres ont été publiées par Desmilleville.

3°. *Traité des eaux minérales de Saint-Amand*, par Mignart, médecin des hôpitaux du roi à Mons; imprimé à Valenciennes en 1700.

4°. *Le Temple d'Esculape*, par Pithoys, ou journal de ce qui s'est passé de plus particulier aux eaux de Saint-Amand en 1700 ; imprimé la même année à Valenciennes.

5°. *Traité des eaux minérales de Saint-Amand*, par Brassart; édition de Lille, 1714.

6°. Mémoire sur les eaux de Saint-Amand, présenté à l'Académie des sciences et inséré dans les Mémoires de cette société; avril 1743.

7°. Des *Observations* par Gosse, médecin de l'hôpital royal de Saint-Amand et pensionnaire de cette ville; imprimées à Douai en 1750.

8°. *Essai physique sur les eaux minérales de Saint-Amand*, par Bouquié, chirurgien aide-major des armées du roi, et chirurgien en chef du même hôpital ; Lille, 1750.

9°. *Essai historique et analytique des eaux et des boues de Saint-Amand*, par Desmilleville ; imprimé à Valenciennes en 1772.

été sans médecin. Parmi eux, il faut surtout citer Armet, praticien d'un mérite éminent, qui, pendant trente-trois ans, a été chargé de ce service, et qui, mieux que tout autre, aurait pu éclairer ses confrères sur les effets de ces eaux ; mais il ne nous a rien laissé sur ce sujet, du moins je ne connais de lui que ce qu'en dit M. Dieudonné, alors préfet du Nord, dans sa statistique de ce département, faite en 1804, où il rapporte qu'Armet avait constaté qu'un grand nombre de maladies, de natures diverses, qui avaient été considérées comme incurables, s'étaient guéries par l'usage des eaux et des boues de Saint-Amand. Or, quiconque a connu cet esprit froid, positif, ce profond observateur, peut juger de la valeur d'une pareille assertion.

Quoique attaché depuis peu aux thermes de Saint-Amand, je n'ai pas cru devoir imiter le silence de mes prédécesseurs, pensant que ceux auxquels de pareilles fonctions sont confiées doivent se faire un devoir de publier le résultat de leurs observations, moins dans l'avantage des établissements dont ils ont la direction médicale, que dans celui du public, toujours intéressé, en cas de maladie, à savoir ce qu'il doit attendre des moyens de traitement qu'ils renferment.

PREMIÈRE PARTIE.

APERÇU HISTORIQUE SUR LES THERMES DE SAINT-AMAND.

Dans tous les temps, dans tous les lieux, quand l'homme a trouvé, sortant du sein de la terre, des eaux dont la nature était différente de celle qui sert à ses besoins de tous les instants, il en a essayé l'usage, comme remède, contre ses souffrances physiques; l'observation, l'expérience, lui ont ensuite indiqué les maladies qu'elles pouvaient guérir, celles contre lesquelles elles étaient impuissantes, et la tradition orale, à défaut de l'écriture, a transmis d'âge en âge la connaissance de leurs propriétés médicales. Telle a été l'origine de tous les thermes; ceux de Saint-Amand n'en ont pas eu d'autre. L'on ignore complétement l'époque où l'emploi de leurs eaux a commencé.

Mais ce dont on a des preuves authentiques, comme nous le verrons bientôt, c'est qu'elles étaient très-fréquentées par les Romains dans le premier siècle du christianisme; ils y avaient formé un établissement sanitaire qui fut détruit, probablement en 407, lorsque les peuples du Nord, sous les noms de Goths, Vandales, Suèves, entrèrent dans les Flandres, ou lorsqu'un peu plus tard, en 445, les Francs pillèrent, brûlèrent Tournai, ravagèrent tout le pays, et y détruisirent pour toujours la domination romaine.

Depuis lors jusqu'au xve siècle, un voile épais s'étend sur tout ce qui concerne les eaux minérales de Saint-Amand. Rien n'indique qu'elles aient été l'objet d'un établissement de quelque importance, ce dont on doit peu s'étonner quand on pense aux ténèbres dans lesquelles fut plongée une grande partie du moyen âge, aux guerres incessantes dont les Flandres furent le théâtre, et à l'instabilité des pouvoirs qui les gouvernèrent.

Cependant, tout porte à croire que ces eaux ne furent jamais entièrement abandonnées; du moins il est certain que, dans le xve siècle, elles étaient recherchées par les habitants de la contrée, qui y trouvaient un remède assuré contre la gravelle, maladie à laquelle les Flamands étaient alors très-sujets.

Après la bataille de Lens, en 1648, l'archiduc Léopold, gouverneur des Pays-Bas, atteint lui-même d'une affection de cette nature, vint faire usage de ces eaux, qui dissipèrent complétement sa maladie. Cette guérison, opérée sur la personne d'un souverain, eut beaucoup de retentissement, et commença la grande réputation que ces moyens de traitement eurent depuis.

L'intérêt de leur santé pouvait seul alors attirer les malades aux eaux de Saint-Amand. Ils étaient obligés d'aller se loger au loin, car il n'y avait d'autres constructions sur les lieux qu'une ferme, et c'est dans les terres qu'elle occupait que se trouvait la seule source d'eau minérale qui existait à cette époque : elle s'appelait *Bouillon*, à cause de l'agitation de ses eaux à la sortie de la terre et des révolutions auxquelles elle était sujette.

Le défaut de bâtiments convenables aux logements des

malades n'était pas le seul inconvénient que ces eaux présentaient : souvent, à la suite des grandes pluies, elles étaient surmontées par des eaux bourbeuses; souvent aussi, elles charriaient des bois gâtés, du charbon et des matières étrangères qui les rendaient désagréables et en éloignaient les buveurs.

Pour remédier à dés effets aussi fâcheux, sur le conseil que lui en avait donné l'archiduc Léopold, Dubois, supérieur de la célèbre abbaye de Saint-Amand[1], à laquelle appartenait la ferme, y fit commencer des travaux qui devaient conserver aux eaux toute la pureté qu'elles avaient en sortant de leurs sources. A cet effet, on bâtit un coffret de maçonnerie en rond sur un cercle de bois suspendu en l'air par quatre câbles; après que cette maçonnerie fut séchée et raffermie, on la descendit perpendiculairement dans le bassin, au fond duquel on avait placé transversalement une grosse poutre de trente pieds de long qui devait lui servir d'appui; mais ce coffret, rencontrant, lorsqu'on le lâcha, un fond moins solide d'un côté, se renversa et forma, sur l'embouchure de la source, une sorte de voûte dont le diamètre avait environ huit pieds. Les eaux, se trouvant alors comprimées et arrêtées à leur sortie, se firent jour à dix pas, du côté du levant de l'ancienne source, et formèrent une nouvelle fontaine dont on se servit longtemps; les eaux en parais-

---

[1] Cette abbaye eut pour berceau un oratoire que saint Amand, évêque de Mæstricht, érigea sur les ruines d'un temple de Mercure. Elle fut richement dotée, en 634, par le roi de France Dagobert Ier. Son église, construite dans les XVIe et XVIIe siècles, sur le plan qu'en avait fait l'abbé Dubois, était considérée comme un chef-d'œuvre d'architecture. Elle fut vendue et démolie en 1793; il en reste toutefois encore une tour que l'on considère comme l'un des monuments les plus remarquables du pays.

saient être les mêmes que celles de la fontaine primitive.

Cet accident fit suspendre les travaux, et la guerre étant survenue entre la France et l'Empire, ils ne furent repris qu'après la conquête du Hainaut par Louis XIV.

En 1682, un médecin d'Arras, nommé Héroguelle, qui avait entendu parler des guérisons nombreuses qu'opéraient les eaux de Saint-Amand, vint habiter cette ville pour en observer, par lui-même, les effets. Pendant quelques années, il recueillit un grand nombre d'observations qui constataient leur efficacité dans beaucoup de maladies, et il les publia dans un ouvrage qu'il dédia à Louis XIV. Ce fut le premier traité qui parut sur les eaux minérales de Saint-Amand.

L'écrit d'Héroguelle eut un grand succès; il fixa l'attention des médecins des villes voisines, entre autres de Brisseau, qui était attaché aux hôpitaux de Tournai, et jouissait d'une grande réputation dans la contrée. Après s'être assuré de la réalité des faits rapportés par Héroguelle, ce praticien en donna connaissance, dans plusieurs lettres, à Fagon, premier médecin du roi, en lui démontrant la nécessité de faire exécuter à cette fontaine les ouvrages nécessaires pour abriter ses eaux contre tout ce qui pouvait les altérer.

Le pays voyait des cures admirables se multiplier tous les jours aux eaux de Saint-Amand. Le maréchal de Boufflers, gouverneur de la province, commanda enfin, en 1697, d'après les ordres du roi, les importants travaux que réclamait depuis longtemps Brisseau; toutes les villes voisines se cotisèrent pour en faire les frais.

Mais leur exécution n'était pas facile, bien qu'ils dussent se faire sous la direction du maréchal de Vauban ; on peut en juger par ce qu'en dit Brassart, auteur contemporain : « Cette fontaine, à certains temps, faisait des bruits qui semblaient ébranler la ferme même et les environs ; elle jetait des pierres, des boues, bois, charbon et autres matières que j'ai vues moi-même dans les plus beaux temps, sans observer si ces grands mouvements, fermentations, combats ou violentes effervescences, se faisaient dans les temps de l'équinoxe ou des ouragans, ou dans d'autres ; et jamais ce fracas n'était plus grand que quand on voulait donner des bornes à ces eaux. Elles soulevaient les terres, elles les abîmaient et faisaient paraître de nouvelles sources, et on entendait des bruits souterrains. M. le maréchal de Montrevel, qui a été guéri par l'usage de ces eaux, a été plusieurs fois témoin de ces fracas. »

Enfin les travaux commencèrent, et l'on prit pour les exécuter les mineurs du roi. C'est ici, dit Desmilleville, l'époque de l'événement le plus singulier qui soit arrivé à cette fontaine : « Ces mineurs, quoique ouvriers habiles, rencontrèrent d'extrêmes difficultés dans leurs travaux. Cette source s'agitait violemment à mesure qu'on s'en approchait et qu'on la chargeait ; souvent elle renversait en un instant l'ouvrage de la journée. Un jour que l'on était le plus empêché à travailler, entre onze et douze heures, la fontaine s'est tourmentée avec tant de violence qu'elle a jeté en forme de torrent plus de seize charretées de sable, et a formé sur cette source, au bout d'une heure, un glacis. Ce torrent s'apaisa, et l'on marcha avec confiance sur cet abîme. Cependant les mineurs étaient parvenus à remuer les terres qui appuyaient l'ancienne voûte, restée encore visible depuis la guérison de l'archiduc ; cette masse de maçonnerie s'abîma tout à coup, et, tombant sur l'un des bouts de la poutre sur laquelle elle avait été autrefois posée, elle fit lever l'autre, ce qui donna plus d'ouverture à la source : en même temps, l'on vit paraître quantité de statues et de pièces de bois dans le fond de la fontaine, d'où, selon Brisseau, Brassart et Migniot, l'on en tira plus de deux cents. Ces effigies, presque colossales, étaient de la hauteur de douze à treize pieds. Parmi les moins défigurées, on en a distingué qui étaient armées de casques et de lances; deux autres avaient les cheveux négligés et un manteau traînant : l'une tenait en main un grand anneau, et un enfant près d'elle portait un écusson à la romaine.

« Au témoignage de ces auteurs, on a aussi trouvé des médailles des empereurs romains : de Jules et Auguste César, de Vespasien, de Trajan et de Néron; de plus, un pavé aux pieds de la fontaine qui conduisait vers le midi, au bois qui l'environne, avec des fondations en forme de petites loges, dont la maçonnerie résistait à la pioche. »

« Indépendamment de ces objets, dit Morand dans un mémoire lu à l'Académie des sciences, en 1743, il s'est trouvé un petit autel en bronze avec les principaux traits de l'histoire de Rémus et de Romulus en relief, dont j'ai fait l'acquisition; une petite statue du dieu Pan, plusieurs de Cupidon, et quantité de fragments de vases antiques, faits de terre bolaire rougeâtre, qui portent, la plupart, le nom des ouvriers qui ont fait ces vases, et, à leur bord, des ornements en relief que je crois n'être autre chose que la marque de l'ouvrier. Parmi ces vases, il en est un portant des ornements pareils à ceux d'un vase de Bucakos antique, que l'on voit au cabinet de Sainte-Geneviève, à Paris. »

Antérieurement à cette découverte, l'abbé Dubois, dont nous avons parlé plus haut, en faisant fouiller le terrain où saint Amand avait établi son premier oratoire, trouva des sépultures de Romains, ossements brûlés, cruches, cendres, fioles, bouteilles, plats de terre, miroirs d'acier poli, figures de coq, médailles de Domitien, Vespasien, Néron, et de tous les empereurs qui ont régné et résidé à Tournai.

Ainsi donc, plus de doute, les Romains ont fréquenté les eaux thermales de Saint-Amand pendant leur longue domination dans les Gaules. Ils y avaient certainement formé un établissement sanitaire, ce qui paraît suffisamment démontré par l'existence de ces petites loges en maçonnerie dont nous avons parlé plus haut, qui n'étaient que des vestiges de bâtiment destiné aux bains. Un fait bien digne de remarque, s'il est exact, rapporté par Brassart, prouverait qu'on savait, bien avant la découverte de ces antiquités, que les Romains avaient fréquenté les eaux minérales de Saint-Amand. « Au commencement du dernier siècle, dit-il, M. de Sainteville, commandant pour le roi à Saint-Omer, m'a rapporté n'être venu ici aux eaux que par la lecture qu'il avait faite d'un vieux Gaulois qui traitait de l'histoire des Romains, laquelle faisait mention d'une fontaine qui était dans les bois au voisinage de Tournai, qu'il a supposée avec raison être la nôtre, par rapport à la bonne réputation qu'elle avait acquise par ses bons effets, étant la seule dans le pays. »

Après beaucoup de difficultés, on finit par se rendre maître du terrain. Comme déjà nous l'avons dit, pendant la durée des travaux qui avaient été entrepris en 1698 à la fontaine Bouillon, cette source avait été dérangée par la chute de la maçonnerie qu'on avait voulu y établir, et, par suite, il s'était formé un nouveau bassin d'où jaillissait une eau de même nature que celle de la fontaine Bouillon ; on voulut mettre aussi cette nouvelle source à l'abri des eaux et des matières étrangères qui auraient pu lui nuire, et on y bâtit un pavillon ; mais, soit par l'effet de sa mauvaise construction, soit par les mouvements des terrains, il s'ébranla, se dérangea peu à peu, et en 1727 il s'écroula, ce qui fit donner à cette fontaine le nom du *Pavillon ruiné.*

Indépendamment de ces deux sources, il s'en était formé une troisième, éloignée d'elles d'une soixantaine de pas, que Brassart dit s'être formée en même temps que celle du *Pavillon ruiné :* elle était beaucoup moins forte que les deux autres, et prit le nom de la fontaine de *l'Évêque d'Arras,* parce qu'un prélat de cette ville, qui avait fait usage de ces eaux, s'était complétement guéri d'une grave maladie.

En outre des sources dont nous venons de parler, il existait, comme il existe encore, un bassin placé entre les fontaines *Bouillon* et de *l'Évêque d'Arras,* formé de terres de natures diverses, délayées par des eaux minérales qui s'échappaient par une infinité de petites sources. Elles étaient donc à l'état de boues, et formaient un fond variant de trois à six pieds de profondeur.

Jusqu'à la fin du XVIe siècle, ces boues ne paraissaient pas avoir été employées contre les maladies, du moins Héroguelle n'en parle pas ; mais elles fixèrent l'attention de Brisseau, qui lui succéda comme médecin des thermes de Saint-Amand. Il en fait un grand éloge dans une lettre écrite à un de ses confrères. Après lui, Mignart les conseilla à plusieurs malades, qui furent guéris par l'emploi de leurs bains. Peu après, un fait plus important vint dévoiler leur efficacité, jusqu'alors presque inconnue, contre d'autres maladies que celles pour lesquelles on en avait fait usage jusqu'alors.

Les mineurs du roi occupés aux ouvrages de la fontaine avaient été obligés de les quitter pour aller au siége d'Ath; ils y furent atteints d'ulcères sur tout le corps, mais principalement aux jambes. Après la prise de cette ville, ils revinrent reprendre leurs travaux à la fontaine, et ils s'y guérirent de leurs plaies en travaillant dans les boues. Mignart, médecin du roi à Mons, qui observait à cette époque les effets de ce moyen de traitement, les considérait déjà comme bien supérieurs aux eaux pour toutes les maladies externes.

Cependant, l'usage des boues offrait alors de grands inconvénients : le bassin qui les retenait étant à découvert, tantôt elles se trouvaient trop liquéfiées par les eaux pluviales qui en affaiblissaient ainsi l'action; tantôt elles étaient inondées par les eaux des sources qui venaient du fond et ne trouvaient pas un écoulement convenable; aussi arrivait-il souvent que les deux tiers de la saison la plus favorable à leur usage se passaient sans pouvoir en jouir; ou bien leur emploi était interrompu, et l'intervalle de temps qui se trouvait d'un bain à l'autre nuisait à l'effet de ceux qu'on avait déjà pris. Ajoutez à ces incommodités, que les malades étaient exposés à toutes les injures de l'air, et contractaient souvent dans les boues des maladies qu'ils n'avaient pas avant de les prendre : car, tandis qu'une partie de leur corps y était enfoncée, celle qui restait en dehors se refroidissait, soit par l'insuffisance de chaleur des eaux à la surface, soit par la basse température de l'atmosphère. Enfin, pour comble de désagréments, les malades étaient exposés aux regards des passants, et quelquefois, par l'effet d'un orage ou d'un refroidissement subit de l'air, obligés de sortir trente ou quarante à la fois de la boue pour aller se laver et attendre longtemps avant que cette opération fût possible, vu qu'il n'existait encore que quatre lavoirs. Tous ces inconvénients éloignaient beaucoup de personnes de recourir à un traitement dont les bons effets étaient cependant de plus en plus appréciés.

Tel était l'état où se trouvaient encore les boues en 1764. A cette époque, les constructions faites aux fontaines exigeaient de grandes réparations, et des adjonctions, car elles ne suffisaient plus au grand nombre de malades qui, chaque année, venaient réclamer leur guérison aux thermes de Saint-Amand. C'est alors que les religieux de l'abbaye firent faire à leurs frais les travaux nécessaires pour conserver à ces puissants moyens de traitement la réputation qu'ils s'étaient acquise, et qui s'étendait au loin. D'abord, ils rachetèrent les fontaines avec tous les terrains qui y étaient annexés, que leurs prédécesseurs avaient engagés à des particuliers par bail emphytéotique, vers la fin du siècle précédent; puis ils firent couvrir la fontaine d'un nouveau pavillon, afin de ralentir l'évaporation des gaz. Les eaux s'écoulèrent par des robinets; une salle spacieuse fut adjointe au pavillon pour servir de promenade aux baigneurs pendant les mauvais temps; dix nouveaux appartements destinés aux malades furent ajoutés aux anciens, et, d'après les conseils de Desmilleville et de Gosse, tous deux attachés, comme médecins, à l'établissement, le bassin des boues fut fermé par une enceinte de bâtiments vitrés à l'est, à l'ouest et au sud, afin de concentrer les rayons solaires sur la superficie des boues et en augmenter la température. Le bâtiment, en forme de serre hollandaise, était long de vingt-sept mètres, large de douze et haut de neuf; on divisa l'intérieur en cases pour recevoir les malades; une grande cloison établit la séparation des militaires des bourgeois; des petits canaux de décharge, pratiqués à chaque loge et dans le contour du bâtiment, conduisaient au dehors les eaux superflues qui arrivaient du fond à la surface des boues. Toutes ces constructions terminées, elles formaient un ensemble composé du pavillon des fontaines et de celui des boues, d'un hôpital militaire renfermant deux cents lits, d'un hôpital civil qui en contenait trente-six : dix-huit pour les pauvres de Saint-Amand, et le même nombre pour ceux du reste de la France; enfin de l'hôtel des eaux, qui servait au logement des baigneurs.

C'est dans cette situation que se trouvaient les thermes de Saint-Amand quand notre grande révolution arriva. Ils passèrent alors à l'État, avec les immenses domaines de l'abbaye de Saint-Amand, et, comme tant d'autres propriétés nationales, subirent la fâcheuse influence de l'époque : l'hôpital fut supprimé; le 18 brumaire, an IX, un incendie réduisit l'hôtel en cendres, et les bâtiments, laissés sans réparation, tombèrent en ruine, au point que le roi de Hollande, père du Président actuel de la République, qui était venu, en 1806, prendre les boues, dut se loger hors de l'établissement.

En 1835, le gouvernement céda les thermes au département du Nord, à la condition de les relever de leurs ruines. Aussitôt après, on y commença les importants travaux qui en ont fait l'un des établissements de ce genre les plus beaux qui existent en France.

Il se compose aujourd'hui d'un bâtiment renfermant les logements nécessaires pour une centaine de malades, de beaux salons, des salles de bains et de douches. Trois sources minérales, qui versent leurs eaux dans un même bassin sont également dans son intérieur, de sorte qu'elles se trouvent presque contiguës aux appartements des baigneurs. L'une des extrémités de cette vaste construction se relie à une rotonde vitrée dans laquelle se prennent les bains de boues. Elle renferme soixante-dix loges pour les baigneurs, qui ont chacun la leur pendant toute la durée de leur traitement; plus, des cabinets de bains pour se laver en sortant des boues. En face du bâtiment principal se trouvent les écuries, remises et autres dépendances nécessaires à un semblable établissement.

Ces constructions sont environnées de jardins, de pelouses que bordent des allées de charmille, et le tout vient aboutir à une forêt, qui, dans la saison des eaux, offre de délicieuses promenades.

L'établissement est à 3 kilomètres de la petite ville de Saint-Amand, 10 de Valenciennes et 16 de Tournai. Dans les environs se trouvent les magnifiques châteaux des princes de Ligne, de Croy, et le village de Bon-secours, lieu de pèlerinage de tous les habitants de la contrée.

NATURE DES EAUX ET DES BOUES MINÉRALES DE SAINT-AMAND.

Les thermes de Saint-Amand renferment quatre sources d'eaux minérales. Celle qui la première a été employée se nomme *Fontaine Bouillon;* la seconde et la troisième, qui lui sont contiguës, *Fontaine du Pavillon ruiné* et *Petite fontaine*, et la quatrième, qui se trouve sous un kiosque dans les jardins, *Fontaine de l'Évêque d'Arras.* Les deux premières n'ont, selon nous, qu'une importance secondaire comme moyens de traitement; mais il n'en est pas de même des deux autres, que nous regardons comme ayant une grande valeur thérapeutique, bien qu'elles n'aient plus en arrivant au sol les mêmes propriétés physiques et chimiques qu'elles présentent à 70 ou 80 mètres au-dessous, comme semble l'indiquer un fait qui s'est passé en 1850.

On faisait, non loin de l'établissement, dans le bois de Suchemont, des travaux de recherche de charbon fossile; la sonde était arrivée à près de 80 mètres de profondeur, lorsqu'il jaillit par le trou de sondage, à 5 mètres de hauteur du sol, une très-forte colonne d'eau d'une température de 24 degrés Réaumur, et plus riche en principes minéralisateurs que celle des fontaines. Comme on ne peut douter que toutes ces eaux sortent, sur ce point, d'un même bassin, on doit rigoureusement en conclure que celles qui viennent former les sources des *Fontaines Bouillon* et *Petite fontaine*, rencontrent dans leur trajet des eaux douces, qui, par leur mélange, en diminue la température et la quantité proportionnelle des sels qu'elles renferment. La même chose se passe pour les *Fontaines du Pavillon ruiné* et de *l'Évêque*, mais sans avoir des résultats aussi fâcheux, c'est-à-dire qu'elles rencontrent beaucoup moins d'eaux étrangères à leur nature. Nous reviendrons plus loin sur cette circonstance.

Les eaux des *Fontaines du Pavillon ruiné* et de *l'Évêque* sont incolores et légèrement opaques; elles déposent sur leur passage une substance analogue à la *barégine*, sous forme de filaments blancs, onctueux, semblables à du savon décomposé; on les rencontre surtout, en quantité assez grande dans le bassin de cette dernière fontaine; leur odeur sulfureuse est très-prononcée, et lorsqu'on y plonge une pièce d'argent, celle-ci jaunit d'abord, et noircit ensuite, après quelques minutes.

L'on possède plusieurs analyses des eaux et des boues minérales de Saint-Amand. La première en date qui ait quelque mérite est de Desmilleville, médecin de l'hôpital militaire à Lille, et intendant de ces eaux, faite en 1767, époque où la chimie était encore dans l'enfance; après lui, Décroix, Monnet, Drapier en ont publié de plus exactes; ensuite viennent les travaux qui laissent moins à désirer, de MM. Kulmann, Cavantou et Pallas, de ce dernier, surtout, parce qu'ils ont été faits sur les lieux mêmes. En voici les résultats :

Quatre litres d'eau ont donné à M. Pallas, sous la température de 21 degrés du thermomètre centigrade :

Gaz acide carbonique.	2,200
Sulfate de chaux.	2,445
Id. de magnésie.	1,748
Hydrochlorate de magnésie.	0,200
Id. de soude.	0,152
Carbonate de chaux.	0,774
Id. de magnésie.	0,236
Fer.	0,100
Silice.	0,060
Matière résineuse.	0,000
Perte.	0,085
Total.	8,000

A l'aide du sulfidromètre de Dupasquier, M. Pésier, chimiste distingué à Valenciennes, a trouvé qu'un litre de cette eau fournissait une quantité de soufre égale à 0,000,509.

Les boues sont noires, répandent une odeur sulfureuse très-prononcée, et marquent 20 degrés au thermomètre Réaumur. Elles se composent de trois couches de terre de nature différente : la première, la plus superficielle, est une tourbe argileuse ; la seconde, de l'argile, et la troisième, un silex fin, uni à du carbonate de chaux, sous la même forme. C'est à travers cette dernière couche, qui a de 2 mètres à 2 mètres et demi de profondeur, que, dans un espace de 27 mètres en carré long, sourdent une infinité de petites sources d'eau sulfureuse qui délaient les deux couches supérieures, et les mettent à l'état de boues.

Voici ce qu'on lit dans le *Recueil des mémoires de médecine, de chirurgie et de pharmacie militaire* (vol. 4) sur l'analyse faite de ces boues par M. Pallas.

« Après quelques essais faits par ce chimiste, par les réactifs, de l'eau qui avait servi à les laver, il en a fait évaporer une partie dans une capsule de porcelaine, et l'a réduite en consistance d'extrait. Cet extrait, d'une couleur fauve-marron, exhalait une odeur semblable à celle de l'assa fœtida. Traité par l'alcool, le liquide qui en résulte était d'un jaune citron ; sa saveur et son odeur paraissaient plus développées ; évaporé à une douce chaleur, il a donné une matière d'une couleur jaune de safran, soluble dans l'eau et dans l'alcool, ce qui a fait penser à M. Pallas qu'elle tenait le milieu entre les résines et les gommes.

Après l'action de l'alcool, il n'est resté qu'un peu de chaux mêlée de matière colorante. 100 grammes de boues soumis à la chaleur pour en opérer la dessiccation, ont perdu 55 grammes, ce qui a donné 45 grammes de matière sèche, laquelle, après avoir été traitée par l'eau, qui lui a fait perdre 1,220 millièmes, ne pesait plus que 43,880. Cette matière, chauffée dans un creuset de platine, assez fortement pour produire l'incinération des matières organiques, ne pesait plus que 37,080. Reprise par l'acide acétique, ce dernier a occasionné une légère effervescence avec dégagement d'acide hydro-sulfurique, ce qui a fait croire à M. Pallas que les bases contenaient du soufre à l'état de corps simple, fait bien remarquable.

Enfin, M. Pallas, pour s'assurer si cette base contenait une substance azotée, comme les réactifs avaient paru l'indiquer, en mit une certaine quantité dans une cornue qu'il luta : il se dégagea des vapeurs d'huile empyreumatique d'une odeur insupportable, qui firent bientôt place à une substance cristalline fixée à la partie supérieure du col de la cornue. Les cristaux examinés présentaient tous les caractères du sous-carbonate d'ammoniaque.

De cette analyse il est résulté que 100 grammes de boues minérales et thermales de Saint-Amand sont composées de plusieurs matières dont voici les proportions :

Gaz acide carbonique	0,010
Acide hydro-sulfurique	0,003
Eau	55,000
Matière extractive	1,220
Id. végéto-animale	6,880
Carbonate de chaux	1,569
Id. de magnésie	0,568
Fer	1,450
Soufre	0,200
Silice	30,400
Perte pendant l'opération	2,700
Total	100,000

Il résulte de ces analyses un fait bien remarquable, qui n'avait pas encore été signalé jusqu'à ce jour. On ne peut douter que les eaux qui délaient les terres siliceuses du sol et les mettent à l'état de boue ne proviennent de la même source que celles des fontaines; cependant elles n'y ont plus la même composition, on n'y retrouve plus de sulfate de chaux soluble, qui est en si grande quantité dans les eaux; l'acide carbonique s'y réduit à rien, tandis qu'elles renferment du soufre, du fer et des matières extractives et végéto-animales que les eaux ne contiennent pas, ou du moins ne contiennent qu'en très-faible proportion. Il est donc évident que ces liquides éprouvent des changements pendant leur mixtion avec les terres de la surface du sol; en traversant les couches d'argile, si chargées de matières végéto-animales, le sulfate de chaux se décompose, et forme avec le fer un sulfure auquel les boues doivent très-probablement leur teinte noire. Au reste, à n'en juger que par leurs propriétés physiques, il est visible qu'elles renferment beaucoup plus de principes sulfureux que les eaux des fontaines.

Sans attacher plus d'importance qu'il ne faut aux analyses des eaux minérales; tout en pensant, avec Chaptal, que ceux qui s'occupent de leur examen n'analysent que leur cadavre; qu'on ne peut en tirer aucune déduction indiquant d'une manière certaine les maladies auxquelles elles sont convenables, d'autant plus qu'on voit des eaux qui ne fournissent aux chimistes aucune substance qui les différencient de l'eau commune, opérer chaque jour des guérisons extraordinaires, nous ne pouvons cependant nous empêcher de faire remarquer combien les boues de Saint-Amand sont riches en agents thérapeutiques, puisqu'un seul kilogramme contient 14 grammes de fer, 2 de soufre et 68 de matière végéto-animale.

L'efficacité des eaux thermales est souvent en raison directe de leur température. Dans la plupart, la chaleur varie beaucoup, quelquefois de 15 à 30 degrés et plus : ainsi sont celles de Barége, de Saint-Sauveur, de Cauterets; les eaux de Bagnères-de-Luchon passent parfois de 17 à 56 degrés. Les eaux et les boues de Saint-Amand conservent constamment leur même degré de chaleur. Toutes les analyses qui en ont été faites s'accordent sous ce rapport; toutes leur donnent de 20 à 21 degrés Réaumur. J'y ai plongé le thermomètre dans les différentes saisons de l'année, je n'y ai jamais trouvé la moindre différence; leur température est aujourd'hui exactement la même que celle qu'Héroguelle leur trouvait en 1767.

Cette chaleur de 20 degrés, suffisante pour les eaux qui ne se prennent qu'à l'intérieur, ne l'est plus pour les boues, on peut maintenant le dire, qui s'administrent en bains, parce qu'elle n'est pas assez élevée pour appeler fortement les fluides à la peau, activer ses fonctions, et surtout favoriser l'absorption des substances que les boues renferment. D'ailleurs, à une température aussi basse, les malades, que la faiblesse rend plus sensibles au froid, éprouvaient une sensation de fraîcheur désagréable, et lorsque la chaleur de l'atmosphère n'était pas très-élevée, la superficie des boues se refroidissait encore et les obligeait à y rester très-peu de temps, et souvent à s'en abstenir. On conçoit, dès lors, tous les inconvénients que présentait l'emploi de ce moyen de traitement, quand la saison restait froide, ou quand la température atmosphérique baissait plus tôt que de coutume à l'époque des eaux. En 1850, au 15 août, il ne restait plus un seul baigneur dans l'établissement. Malgré cela, il s'y opérait chaque année des cures très-remarquables, mais en petit nombre, eu égard à celles qu'on était en droit d'attendre d'un agent thérapeutique si actif, s'il eût eu plus de chaleur.

C'était, au reste, l'opinion des médecins du pays. L'un de ses meilleurs praticiens, M. Rétier, de Douai, m'écrivait dans le mois d'août dernier : « Est-il vrai que vous soyez parvenu, comme on me l'a dit, à donner plus d'élévation à la température de ces boues, à trouver un moyen efficace de les chauffer convenablement? Là est la principale question pour leur réhabilitation dans l'opinion publique. »

Lorsque je pris, en 1850, le service médical des thermes de Saint-Amand, ma première pensée fut de chercher à donner plus de chaleur à leurs boues, certain d'en obtenir alors plus d'effets. Vu la position des lieux, la réalisation de ce projet n'était pas facile. Déjà, ce que j'ignorais alors, on avait voulu les chauffer, en 1839, époque de la reconstruction de l'établissement. Dans ce but, on avait établi, à grands frais, un vaste appareil de tuyaux sous le plancher qui les couvre ; on dégageait dans ces conduits, qui correspondaient à une énorme chaudière, de l'eau des fontaines qu'on chauffait jusqu'à l'ébullition, et qui se rendait dans les boues.

C'était là bien certainement la plus malheureuse idée qu'on pût concevoir, car elle eût annihilé, ou du moins grandement affaibli leur action, si l'appareil avait pu fonctionner. En effet, comme nous l'avons vu par l'analyse de ces eaux, leur composition n'est pas la même que celle des boues; mais c'était là le moindre des inconvénients, car comme elles perdent tout leur gaz bien avant d'arriver à 80 degrés Réaumur, on ne mêlait aux boues que de l'eau ordinaire. D'ailleurs le but qu'on voulait atteindre était manqué, parce que les boues, beaucoup plus denses que l'eau, ne se laissaient pas facilement pénétrer par ce liquide qui, par sa pesanteur spécifiquement plus légère, venait à la surface, où elle prenait promptement la température du milieu où elle se trouvait. Fort heureusement, les boues remplirent bien vite les tuyaux, empêchèrent l'écoulement de l'eau chaude dans les cases, et les choses restèrent comme par le passé.

Un autre moyen se présentait pour chauffer les boues. Celui-là, du moins, n'en aurait pas affaibli ou changé l'action en y mêlant un liquide inerte : c'était la vapeur d'eau dégagée dans des tuyaux en cuivre tournés en spirale dans toute la profondeur de la boue de chaque loge; mais, indépendamment des dépenses très-considérables que l'exécution d'un semblable appareil aurait occasionnées, il aurait eu l'inconvénient de ne pas chauffer uniformément les boues, corps très-mauvais conducteur du calorique, de sorte que les malades, suffisamment chauffés d'un côté, ne l'auraient pas été de l'autre.

Après quelques essais, je m'arrêtai à un moyen plus simple, moins coûteux, et qui a rempli parfaitement le but que je voulais atteindre.

Je fis construire des fours dans un emplacement tenant à la rotonde. On y plaça, sur un plan incliné, à 40 degrés, des tubes en fonte de forte dimension; ils étaient chargés de sable par leur extrémité la plus élevée; on le chauffait à 120 ou 130 degrés Réaumur, et il était alors recueilli, par l'extrémité opposée, dans des appareils qu'on portait immédiatement dans la boue de chaque loge, une heure avant que le malade n'y entrât. Dans cet espace de temps, sa température était montée de 8 à 10 degrés, c'est-à-dire qu'elle était à 28 ou 30 degrés au moment où l'on se mettait au bain. C'est ainsi que les boues ont été prises pendant toute la saison de 1851, et le seront à l'avenir[1].

Une question s'est présentée à l'esprit de plusieurs personnes touchant ces modifications apportées dans l'administration des bains : En élevant, ont-elles dit, leur température, on a dû activer l'évaporation de leur gaz ; or, cela ne devait-il pas nuire à leur action ? Les faits répondront bientôt à cette question ; nous dirons cependant tout de suite que cela n'était pas probable, parce que le gaz sulfhydrique est plus intimement uni aux boues qu'il ne l'est à l'eau des fontaines, que son dégagement n'est pas plus sensible à l'odorat, par cette augmentation de 8 à 10 degrés de chaleur qu'il ne l'est à 20, et qu'il ne faut pas perdre de vue que son introduction dans les boues s'y opère d'une manière incessante.

---

[1] Les dépenses assez grandes qu'ont occasionné ces travaux et ces appareils ont été faites par M. Bouvel, concessionnaire des eaux, qui sentait lui-même tous les avantages qui devaient en résulter pour l'établissement.

DEUXIÈME PARTIE.

EFFETS PHYSIOLOGIQUES ET THÉRAPEUTIQUES DES EAUX ET DES BOUES THERMO-MINÉRALES DE SAINT-AMAND.

On a refusé aux eaux minérales les propriétés médicales que des siècles d'observation leur ont reconnues : les voyages, a-t-on dit, l'espoir de rétablir sa santé, les changements de nourriture, de climat; les sensations nouvelles, agréables que produisent la vue d'un beau ciel, de beaux sites; la douce température de l'atmosphère, les distractions de toute nature qu'on trouve dans les établissements thermaux, les passions même qui, souvent, s'y éveillent, voilà les causes qui changent, bouleversent des habitudes d'incommodités et peuvent arrêter la marche des maladies, sinon les guérir, en reportant sur des organes moins importants à la vie que ceux affectés l'excès de vitalité dont ceux-ci étaient le siége, et pour lequel on va demander aux eaux minérales des secours que par elles-mêmes elles ne peuvent donner.

Sans contester le moins du monde l'effet salutaire qu'exercent sur l'organisme toutes les causes dont nous venons de parler, qui satisfont à la fois le cœur et l'esprit; impriment momentanément à tous les organes une excitation favorable à la santé, nous dirons à ces esprits sceptiques : Mettez cet homme, dont plusieurs attaques de rhumatisme ont paralysé, atrophié les muscles, enflammé les capsules synoviales, qui se sont remplies de liquide; altéré les cartilages des extrémités des os, les os eux-mêmes, et qui, par suite, se trouve condamné au repos, dans l'impuissance où il se trouve d'exercer les moindres mouvements des parties malades; mettez-le, disons-nous, dans toutes les conditions hygiéniques si favorables à la santé que nous venons d'énumérer, et, après un temps fort long, il n'aura fait aucun pas vers sa guérison. Envoyez-le, au contraire, dans un établissement thermal bien approprié à sa maladie, et vous verrez qu'après un temps fort court il en sortira très-souvent ou guéri ou dans un état plus ou moins sensible d'amélioration. C'est un fait qui se reproduit trop de fois chaque année pour pouvoir être contesté. Or, si la puissance des eaux minérales va jusqu'à dissiper, ou du moins grandement atténuer, en peu de jours, un état morbide qui avait résisté pendant des années aux moyens de traitement les plus rationnels et les plus actifs que nous offre la médecine ordinaire, sur quoi vous fondrez-vous pour nier leur efficacité dans d'autres maladies de guérison bien moins difficile.

D'ailleurs, ce n'est pas seulement dans les maladies que l'action des eaux minérales se manifeste : elle se fait encore sentir dans l'état physiologique des organes; elle doit dès lors avoir une influence quelconque, bonne ou mauvaise, sur la santé.

Les moyens de traitement que renferment les thermes de Saint-Amand consistent dans ses eaux thermales, sulfureuses et salines, et dans des boues de même nature; mais dans lesquelles le fer, le soufre et une matière végéto-animale se trouvent, comme nous avons vu, en grande quantité. Les eaux ne s'emploient guère qu'en boisson et en douches, les boues leur étant infiniment préférables pour les bains[1]. Dans quelques cas, ces trois moyens de traitement s'emploient isolément ; mais, dans la plupart, on les met simultanément en usage.

Les effets que les eaux exercent sur l'économie sont ceux de la plupart des eaux chaudes sulfureuses salines. Le plus ordinairement, elles activent la circulation, augmentent les sécrétions de la membrane muqueuse gastro-intestinale et activent l'action des reins. La plupart des malades sont pris d'une légère diarrhée pendant les premiers jours de leur entrée à l'établissement; mais elle ne tarde pas à se dissiper, sans qu'aucun moyen n'ait été employé pour la combattre.

Les bains de boues occasionnent très-souvent des démangeaisons sur tout ou partie de l'enveloppe tégumentaire; parfois elles paraissent aggraver les douleurs, en développent même de nouvelles; mais cette exacerbation de la maladie se calme bientôt, et elle marche plus ou moins rapidement vers une heureuse terminaison.

Comme cela se fait observer dans tous les autres établissements d'eaux minérales, à Saint-Amand les ma-

---

[1] Cependant, d'après la découverte faite dans le bois de Suchemont, dont nous avons parlé plus haut, il est plus que probable qu'on pourrait avoir des eaux qui, par leur chaleur et la quantité de principes minéralisateurs qu'elles contiendraient, pourraient être très-utiles employées en bains. Il suffirait d'effectuer dans l'établissement, comme l'avait proposé à l'administration supérieure du département du Nord la Société d'agriculture de Valenciennes, un sondage suivi d'un tubage assez profond pour atteindre les eaux minérales, avant qu'elles ne soient affaiblies dans leur chaleur et leur composition, par leur mélange avec les eaux douces. Sans doute, elles n'auraient pas encore l'efficacité des boues pour le plus grand nombre des maladies auxquelles ces moyens de traitement conviennent; mais je crois qu'elles leur seraient préférables dans quelques cas, par exemple, dans les dermatoses accompagnées d'une vive irritation de la peau pour lesquelles les boues ont trop d'activité.

lades n'éprouvent quelquefois de bons effets de leur traitement qu'après qu'il a cessé. Presque toujours, l'amélioration qu'ils ont éprouvée quand la guérison n'est pas complète se continue pendant plusieurs mois après leur sortie.

Dans la plupart des cas, la douche précède le bain. Elle est de force et de durée variées, selon les circonstances; on la reçoit sur la partie affectée, ou sur celle qui avoisine, et, aussitôt qu'elle a rougi, tuméfié la peau, que la faculté absorbante de cette membrane ait été ainsi accrue, le malade entre dans la boue où il reste pendant quatre ou cinq heures consécutives. Il s'y met ordinairement de six à sept heures du matin; pendant ce temps il lit, écrit, converse avec ses voisins, et toujours il y fait un repas : ce bain n'a rien de désagréable pour lui. Aux moyens de traitement que nous venons d'indiquer je fais souvent joindre le massage.

Les maladies contre lesquelles sont plus particulièrement employées les eaux et les boues de Saint-Amand, celles qui y amènent le plus de malades sont les affections rhumatismales chroniques; mais surtout les états morbides que cette inflammation détermine dans les muscles de la vie de relation, les aponévroses, les tendons et leurs coulisses; comme aussi dans toutes les parties molles qui environnent les articulations ou celles situées dans leur intérieur : d'où résultent l'épaississement, l'hypertrophie des ligaments; l'altération des cartilages qui revêtent les extrémités articulaires des os, et des os eux-mêmes; les épanchements de nature diverse dans la capsule synoviale, les gaînes tendineuses, dans le tissu cellulaire sous-cutané; la faiblesse, la paralysie, l'atrophie des muscles, toutes lésions qui se traduisent souvent par la difformité plus ou moins considérable des articulations et la direction vicieuse des membres.

Les maladies articulaires, suite d'entorse, de coups, de chute, d'affections scrofuleuses; les fausses ankyloses, effets de luxation ou de fracture; les plaies calleuses, fistuleuses, surtout celles produites par armes à feu; les engorgements, même passés à l'induration, du tissu cellulaire.

La goutte, que nous considérons, contrairement à l'opinion la plus généralement admise, avec MM. Chomel, Requin, Grisolle, comme tout à fait de même nature que le rhumatisme, étant en un mot la même maladie, puisque rien ne l'en distingue dans sa marche, sa durée, les parties qu'elle intéresse, les lésions anatomiques qu'elle détermine et son traitement; les névralgies à l'état chronique, surtout celle du fémoro-poplité; la paralysie indépendante de toute affection cérébrale.

La gravelle, contre laquelle ces eaux ont été pendant très-longtemps presque exclusivement employées, et qui a commencé leur réputation.

On en a obtenu de bons effets dans les catarrhes utérins, dans la métrite chronique, quand il n'existe pas de complications qui en contre-indiquent l'usage.

L'effet stimulant de ces eaux, mais surtout des boues, les rend très-utiles dans toutes les maladies du système lymphatique. Elles conviennent beaucoup dans les scrofules, quels que soient les organes ou tissus organiques qu'elles affectent : aussi résolvent-elles facilement les adénites lymphatiques à l'état subaigu et chronique. Je suis très-porté à croire qu'elles seraient très-favorables, comme d'ailleurs toutes les eaux sulfureuses, contre les tubercules des poumons lorsqu'ils sont encore à l'état cru et que la fièvre n'existe pas encore.

A priori, on peut juger de l'efficacité des boues contre les dermatoses par les substances qu'elles renferment ; la matière végéto-animale qui s'y trouve en si grande quantité joue, selon nous, un grand rôle dans la guérison de ces maladies ; c'est surtout la nombreuse variété d'eczema, l'impetigo, le ptyriasis versicolor, le prurigo, la lèpre vulgaire, qui sont le plus avantageusement influencés par leur action.

D'après Desmilleville, les maladies que nous venons d'énumérer ne sont pas les seules que guérissent les eaux et les boues de Saint-Amand. Il rapporte un bon nombre d'observations qui constatent leur heureux résultat dans les inflammations chroniques des organes parenchymateux de l'abdomen.

L'excitation si grande que ces puissants agents de traitement déterminent dans tout l'organisme dit assez qu'ils sont contre-indiqués dans toutes les maladies qui s'accompagnent de fièvre. Il ne faut pas non plus en faire usage toutes les fois que la membrane muqueuse gastro-intestinale est enflammée, à quelque degré que soit son inflammation. Ils seraient également contraires dans les paralysies dépendantes d'hémorragie cérébrale, les affections du cœur ou des gros vaisseaux [1].

Les faits que nous allons rapporter justifieront ce que

[1] Nous avions engagé, en 1851, deux personnes atteintes d'affections qui pouvaient se traiter avec succès à l'établissement sanitaire de Saint-Amand, a le quitter aussitôt leur arrivée, parce que leurs maladies se compliquaient de gastrite chez l'une et d'entéro-colite chez l'autre. L'une d'elles ne suivit pas cet avis, et s'en trouva mal. J'avais donné le même conseil à un troisième, qui était atteint d'hémiplégie, suite d'hémorragie cérébrale. Comme il était venu l'année précédente à ces thermes sans en ressentir de mauvais effets, il commença, à mon insu, à faire usage des boues. Après sept ou huit jours, une nouvelle apoplexie survint qui le mit dans le plus grand danger, malgré les moyens les plus énergiques qui furent employés.

nous venons de dire touchant l'efficacité des moyens de traitement qui se trouvent aux thermes de Saint-Amand. Nous avons groupé les maladies d'après les causes qui les avaient déterminées, sans égard pour l'organe ou le tissu organique qui en était le siége.

PREMIÈRE OBSERVATION.

Luxation spontanée du fémur, suite de coxalgie ; plaie fistuleuse à la partie supérieure de la cuisse gauche ; tuméfaction considérable de cette partie. — Trente-cinq jours de traitement. Guérison de la plaie ; disparition de l'engorgement.

Le jeune Démoncy, de Soissons, commença à ressentir, en 1846, des douleurs dans le genou gauche, qui le firent boiter pendant deux ans. Depuis un an, toute souffrance avait cessé, la marche était devenue facile, lorsque, dans le mois d'août 1849, ce même genou devint le siége de nouvelles douleurs, mais, cette fois, beaucoup plus fortes que les précédentes. D'après les conseils de M. le docteur Missa, son médecin, il resta couché pendant quatre mois, durant lesquels les douleurs s'accrurent considérablement. Comme il était évident qu'un travail morbide s'opérait dans l'articulation ilio-fémorale, on dirigea un traitement très-énergique vers cette partie. Après quatre à cinq mois, les douleurs disparurent ; mais la tête du fémur avait quitté la cavité cotyloïde, et, par suite, le membre de ce côté était sensiblement raccourci. L'enfant put alors quitter son lit, et marcher à l'aide de deux béquilles. Pendant un temps assez long, il fit usage de bains d'eau artificielle de Barége, de l'huile de foie de morue et d'aliments trèssubstantiels. Malgré ce traitement, très-rationnel et bien suivi, dans le mois de février 1851, il survint, dans la partie supérieure externe de la cuisse gauche, un vaste abcès qui s'ouvrit, et donna lieu à un écoulement de pus très-considérable.

C'est dans cet état que le jeune Démoncy fut amené, le 17 juin 1851, à l'établissement thermal de Saint-Amand. Voici la situation dans laquelle il se trouvait alors :

Amaigrissement; marche possible avec l'aide de deux béquilles; raccourcissement de l'extrémité inférieure gauche; tuméfaction très-considérable de la partie supérieure de ce membre, qui présente une plaie fistuleuse, d'où s'écoule un pus séreux, grisâtre, abondant. La sonde introduite de bas en haut se dirige vers la cavité cotyloïde, mais n'y peut arriver, à cause de la déviation oblique que prend le trajet de la plaie à une certaine hauteur.

Le malade commence de suite l'usage des douches, des bains de boues et de l'eau sulfureuse en boisson. L'huile de foie de morue est continuée, de même que le régime fortifiant, dont on bannit les fruits, les légumes et le lait. Il y avait à peine quinze jours qu'il était aux thermes, que le jeune malade allait sensiblement mieux; sa figure s'était colorée, animée, il se sentait plus fort, marchait encore avec deux béquilles, mais avec moins de difficulté. Le pus avait pris un tout autre caractère : il était devenu blanc, épais, moins abondant. Enfin, après trente-cinq jours de traitement, le malade quitta l'établissement dans l'état suivant : la plaie fistuleuse est complétement guérie; l'engorgement de la partie supérieure de la cuisse n'existe plus; Démoncy marche très-vite avec *une seule béquille.* L'état général de sa santé est des plus satisfaisants.

Ce fait est très-remarquable. Il démontre de la manière la plus convaincante combien est grande la puissance d'action des moyens de traitement qu'offrent les thermes de Saint-Amand. En effet, en moins de six semaines, une plaie fistuleuse, entretenue depuis six mois par la carie probable d'une partie de la cavité cotyloïde, est complétement guérie, de même que l'engorgement consécutif de toutes les parties environnant l'articulation. Entré à l'établissement avec deux béquilles, qui lui étaient nécessaires depuis dix-huit mois, il en sort peu de temps après avec une seule, à laquelle l'oblige une infirmité devenue incurable dans cette circonstance : le déplacement de la tête du fémur de sa cavité.

L'amélioration si manifeste obtenue dans l'état du jeune Démoncy ne peut être évidemment rapportée qu'au traitement qu'il a suivi aux thermes ; car il s'y trouvait dans les mêmes conditions d'existence que chez lui, où rien n'était négligé, sous le rapport des moyens hygiéniques, pour aider les effets des moyens thérapeutiques très-convenables auxquels l'avait soumis M. le docteur Missa ; traitement qu'il a même continué à Saint-Amand, puisqu'il n'a jamais cessé de prendre l'huile de foie de morue.

Les trois observations qui vont suivre ont entre elles beaucoup d'analogie ; elles occupent le même siége, l'articulation tibio-fémorale, et reconnaissent la même cause, une inflammation rhumatismale chronique.

DEUXIÈME OBSERVATION.

Arthrite rhumatismale aiguë du génou droit, passée à l'état chronique ; épanchement dans la capsule synoviale ; gonflement des extrémités osseuses articulaires ; tuméfaction de la partie inférieure de la cuisse. Troisième année de la maladie. — Trente-cinq jours de traitement. Disparition de l'hydarthrose, de la douleur et de la tuméfaction de la cuisse.

. M. Grout, propriétaire à La Flèche, fut affecté, en 1848, d'une pneumonie. A peine rétabli de cette maladie, il lui survint un rhumatisme articulaire aigu qui frappa successivement toutes les articulations. Cette maladie persévéra plusieurs mois, et ne disparut même jamais complétement, car le genou gauche resta toujours plus ou moins douloureux.

En 1849, la douleur de cette partie s'accrut, et les extrémités du tibia et du fémur grossirent; de plus, une tumeur faisant saillie sur le côté gauche de l'articulation vint déceler l'existence d'un épanchement dans la capsule synoviale. En même temps que ces phénomènes morbides se développaient, la cuisse s'engorgeait dans tout son tiers inférieur. Beaucoup de moyens de traitement ayant été employés sans succès, le malade alla, en 1850, prendre les eaux de Néris, dont il se trouva bien; mais quelque temps après son retour chez lui, tous les accidents revinrent. C'est alors que M. Brétonneau, de Tours, lui proposa la cautérisation transcurrante sur la partie malade. N'ayant pas voulu se soumettre à cette opération, il alla à Paris consulter plusieurs praticiens, entre autres M. Auvity, qui lui conseilla les boues de Saint-Amand. Il suivit cet avis, et arriva aux thermes le 4 juin 1851, fort attristé de sa position, car un des médecins qu'il avait vus à Paris lui avait fait entendre qu'il aurait fallu recourir à l'amputation de sa jambe.

A son arrivée, je constatai que le genou gauche était de cinq centimètres plus gros que le droit; sous la rotule, la peau était fortement distendue par du liquide épanché dans la capsule synoviale; la pression sur ce point éveillait une douleur assez vive; les mouvements de l'articulation s'accompagnaient toujours d'un craquement très-sensible; tout le bas de la cuisse était engorgé, mais sans être douloureux. Les organes digestifs étaient en bon état.

Après trente-quatre jours de traitement, il ne restait de la maladie de M. Grout que le gonflement des extrémités osseuses de l'articulation tibio-fémorale. L'hydarthrose, ainsi que la douleur qu'il ressentait, était entièrement dissipée. Il en était de même de l'engorgement de la cuisse. Il quitta l'établissement pour aller visiter la Belgique, d'autant plus satisfait, que l'état de son genou lui avait inspiré les plus vives inquiétudes.

Voilà, sans contredit, une affection bien grave; elle n'en a pas moins cédé à l'ensemble des moyens de traitement que présentent les thermes de Saint-Amand. Sans doute, le gonflement des extrémités osseuses de l'articulation malade ne s'est pas dissipé; mais on sait combien la vie est peu développée dans les os; par suite, avec quelle lenteur leurs maladies s'établissent et se dissipent: on conçoit, dès lors, qu'on ne pouvait obtenir de changement de ce côté dans le court espace de temps que le malade est resté dans l'établissement.

TROISIÈME OBSERVATION.

Arthrite rhumatismale chronique des deux genoux; épanchement très-considérable dans les capsules synoviales; gonflement des extrémités osseusses des articulations malades. Très-longue durée de la maladie. — Vingt-huit jours de traitement. Disparition des accidents du genou droit; point de changement sensible dans le gauche; amélioration de l'état général de la santé.

M. de Juzancourt, de Compiègne, fut atteint d'un rhumatisme articulaire sub-aigu dans le courant de décembre 1846, qui dura jusqu'au mois de mai suivant. Il fut traité par l'émétique à haute dose, les vésicatoires volants, et alla ensuite prendre les eaux de Néris, qui produisirent de bons effets. Son état fut assez satisfaisant jusqu'à la fin de 1838, époque à laquelle les douleurs rhumatismales reparurent, après un exercice prolongé de la chasse, à laquelle M. de Juzancourt s'adonnait tous les ans avec ardeur. Au commencement de 1849, le genou gauche, qui avait été longtemps le siége de douleurs, se tuméfia, et une tumeur fluctuante apparut à la partie interne de l'articulation. Au printemps, il alla à l'établissement hydrothérapique de Marienberg, dont le traitement fut favorable à sa santé, mais ne produisit aucun bon effet sur le genou malade. Dans les premiers mois de 1850, le genou droit, qui avait été longtemps affecté de douleurs rhumatismales, prit plus de développement, et devint très-gêné dans ses mouvements; on revint alors à l'émétique, aux vésicatoires, à la pommade d'azotate d'argent et autres topiques sur les articulations souffrantes; mais on n'en obtint aucun résultat avantageux.

M. de Juzancourt vint, en 1851, aux thermes de

Saint-Amand, où il entra le 24 juin, présentant l'état suivant :

Le genou gauche est très-volumineux; les extrémités osseuses de l'articulation sont très-grosses, et le tissu cellulaire sous-cutané fortement infiltré de sérosité. Au bord interne de la rotule, commence une tumeur ayant huit centimètres de diamètre à sa base, évidemment formée par la capsule synoviale, distendue de ce côté par un épanchement de liquide. Le genou droit est également beaucoup plus gros que dans l'état naturel; les extrémités des deux os de cette articulation ont aussi pris un développement anormal; les parties molles qui les recouvrent sont très-engorgées; mais la séreuse articulaire ne fait saillie sur aucun point, de manière à faire croire à un épanchement un peu abondant de liquide dans son intérieur. Les deux articulations tibio-fémorales sont peu ou point douloureuses. Cependant les mouvements en sont très-gênés, et toujours accompagnés d'un fort craquement. Le malade ne marche qu'avec beaucoup de peine, et se tient très-courbé. Indépendamment de cet état pathologique des genoux, il existe des douleurs vagues dans d'autres articulations, principalement dans celles des poignets et des phalanges.

Après vingt-huit jours de traitement, le malade quitte l'établissement dans la situation suivante :

Le genou gauche a conservé à peu près son volume. L'hydarthrose ne paraît pas avoir beaucoup diminué, cependant l'articulation est beaucoup moins gênée dans ses mouvements.

Le genou droit est moins gros de deux centimètres; l'infiltration du tissu cellulaire sous-cutané est complétement disparue; les mouvements de cette articulation sont beaucoup plus libres qu'ils ne l'étaient avant le traitement : aussi le malade peut-il marcher droit assez longtemps et sans appui. Les douleurs dans les autres parties du corps ont tout à fait cessé.

Ce cas était beaucoup plus grave que le précédent. Il y avait deux arthrites chez M. de Juzancourt, tandis qu'il n'en existait qu'une chez M. Grout. L'hydropisie du genou gauche n'a pas cédé à nos moyens de traitement; cependant il est devenu plus libre dans ses mouvements. Quant au droit, l'amélioration qu'il a éprouvée a été des plus sensibles. Or, quand on sait combien ces maladies sont rebelles aux moyens curatifs les plus énergiques; quand on voit celle du genou droit de M. de Juzancourt résister pendant quinze mois aux agents thérapeutiques les plus préconisés contre de semblables affections, et disparaître, en grande partie, par l'emploi de ceux qui se trouvent à nos thermes, on ne peut disconvenir que ce ne soit là un beau succès.

Les résultats favorables du traitement obtenus contre la maladie du genou droit, qui ne s'est déclarée que longtemps après celle du genou gauche, portent à croire que celui-ci se serait également guéri, s'il avait été traité aux thermes beaucoup plus tôt.

Nous n'avons pas été aussi heureux chez un indigent dont la constitution était appauvrie par la misère et les souffrances dues à une arthrite avec épanchement dans l'un des genoux, qui était le siége de vives douleurs, indiquant de graves lésions dans cette articulation. Ce malheureux sortit de l'établissement dans le même état qu'il y était entré. Il est certain que dans cette circonstance, comme dans beaucoup d'autres, l'état général de la santé a la plus grande influence sur les résultats du traitement de la maladie locale.

Dans l'observation qui va suivre, l'arthrite rhumatismale n'est plus bornée à une seule articulation ; elle en a frappé un grand nombre, et laissé beaucoup de désordre dans les muscles qui président à leurs fonctions.

QUATRIÈME OBSERVATION.

Arthrite rhumatismale aiguë de toutes les articulations des extrémités thoraciques et abdominales ; suites graves de cette maladie, qui a sept mois de durée. — Amélioration des plus sensibles, après vingt-sept jours de traitement.

M. Quény, aumônier du grand hôpital de Douai, éprouva, en 1850, de vives céphalalgies que l'on considéra comme de nature rhumatismale.

Le 8 juin 1851, il lui survint brusquement des douleurs dans les deux pieds ; bientôt ses souffrances s'étendirent aux jambes, aux genoux, aux cuisses, puis gagnèrent lentement les extrémités supérieures, où elles se fixèrent plus particulièrement aux coudes, aux poignets et aux articulation des phalanges. Pendant deux mois ces douleurs furent intolérables, toujours accompagnées de fièvres et d'abondantes sueurs. MM. les docteurs Grenier, Gelée, Bagnéris, Duhem, Lequien, Retier, virent le malade, soit comme consultants, soit comme médecins ordinaires ; c'est assez dire qu'aucuns moyens de traitement convenable ne furent négligés ; ils ne produisirent cependant que peu d'effet.

Le 31 juin, six mois, par conséquent, après le début

de sa maladie, M. Quény est amené aux thermes de Saint-Amand, dans une très-fâcheuse situation. Les membres thoraciques et abdominaux sont considérablement amaigris; la peau des deux mains est lisse; les doigts sont effilés, roides, déjetés en dedans, et ne peuvent exercer aucun mouvement. La main droite est sensiblement plus froide que la gauche; l'auriculaire et l'annulaire de cette dernière sont froids, tandis que les autres ont une température ordinaire; tous, d'ailleurs, sont roides, sans mouvement, et tournés en dedans comme ceux de la main droite. Le malade ne peut aucunement se servir de ses mains; on est obligé de lui porter ses aliments et ses boissons à la bouche. Les deux extrémités inférieures sont roides; le pied gauche, fortement tourné en dedans; tous deux souffrent quand ils touchent le sol. Des douleurs se font souvent ressentir dans la cuisse, le long du trajet du nerf sciatique; deux personnes soutiennent le malade quand il veut essayer de marcher; pas de fièvre; organes digestifs en assez bon état.

Pendant les premiers jours de son entrée à l'établissement, M. Quény n'éprouve aucun changement avantageux dans sa position; les douleurs ressenties dans la cuisse semblent même augmenter; mais, peu après, elles s'apaisent. Le corps, qui, dans toute son étendue, était roide, s'assouplit; les doigts commencent à exercer quelques légers mouvements, reprennent graduellement leur position normale, et leur chaleur se répartit d'une manière uniforme. Cette amélioration se fait également remarquer aux pieds : les douleurs qui s'y faisaient sentir cessent, ils reviennent à leur rectitude naturelle : aussi le malade peut-il commencer à marcher seul. Enfin, après vingt-quatre jours de traitement, M. Quény quitte l'établissement, marchant sans appui, étendant et fléchissant les doigts de manière à pouvoir s'en servir, n'éprouvant plus de douleurs, ayant repris l'embonpoint qu'il avait avant sa maladie.

Le rhumatisme aigu est toujours une maladie grave; mais rarement on le voit frapper avec une gravité égale à celle dont a été affecté M. Quény. Après six mois passés dans de cruelles souffrances, malgré le traitement le plus actif dirigé par des praticiens distingués, il peut encore à peine se soutenir : les mouvements des pieds et des mains sont impossibles; ces parties ont pris une direction vicieuse qui seule suffirait pour en empêcher les fonctions; s'il fait quelques pas, c'est qu'il est soutenu; s'il prend des aliments, c'est qu'on les lui porte à la bouche. Il n'a pas encore cessé de souffrir, car des douleurs continuent à se faire sentir le long du trajet du nerf sciatique; sa faiblesse, son amaigrissement sont extrêmes : eh bien, tout cet état si fâcheux, contre lequel la médecine ordinaire était impuissante, cède en grande partie à nos moyens de traitement. Ce fait seul ne suffirait-il pas pour montrer combien est grande la puissance d'action des agents thérapeutiques des thermes de Saint-Amand?

Dans le plus grand nombre des cas de rhumatisme articulaire, le trouble fonctionnel des muscles qui servent à leurs mouvements est dépendant de leur amaigrissement, de leur atrophie, suite d'un repos très-prolongé qui a nui à leur nutrition; mais cette cause n'a pas été la seule qui ait agi chez M. Quény : il est certain que, parmi ces muscles, il y en avait d'atteints de paralysie; c'est dans cet état, selon moi, qu'étaient en partie les inter-osseux dorsaux et palmaires, laissant leurs antagonistes dans une contraction permanente qui entraînait les doigts en dedans. Le même phénomène pathologique se faisait observer aux pieds.

CINQUIÈME OBSERVATION.

Rhumatisme articulaire sub-aigu frappant toutes les articulations pelviennes et thoraciques, diminué par l'effet des boues en 1850 ; revenant quelque temps après ; cédant aux mêmes moyens en 1851, pour reparaître de nouveau sous l'influence des causes qui l'avaient déterminé.

Sur la fin de 1848, M. Ducarne, de Floyon, éprouve des douleurs vagues dans les membres thoraciques et abdominaux. Dans le mois de mai suivant, il est atteint d'un rhumatisme articulaire général, et reste six mois alité. En janvier 1850, il commençait seulement à pouvoir marcher un peu; cet état se maintint sans autre amélioration pendant plusieurs mois, car, en juillet, il ne pouvait pas encore vaquer à ses occupations. Dans le mois de juin, il va aux thermes de Saint-Amand, d'où il sort, après vingt-six jours de traitement, dans un état de santé assez satisfaisant.

Cependant, dans l'automne qui suit, les douleurs rhumatismales reviennent, se calment dans le mois d'avril, pour se faire vivement ressentir quelque temps après. Dans le mois de juillet 1851, le malade retourne aux boues. Les articulations des membres thoraciques étaient alors douloureuses et très-gênées dans leurs mouvements, les extrémités de la plupart des phalanges des mains gonflées, et il en était de même de quelques-unes de celles des pieds. Après vingt-sept jours de traitement, il quitte l'établissement, débarrassé encore une fois de ses douleurs; mais cette amélioration ne se maintient que pendant deux mois, parce que M. Ducarne est obligé par son état de s'exposer à des transitions continuelles de température, ce qu'il me mande dans une lettre écrite en janvier suivant.

M. Ducarne a obtenu du traitement tout ce qu'il pouvait en résulter d'avantageux pour lui. Si l'amélioration ne s'est pas maintenue, c'est qu'exposé par sa profession à passer fréquemment dans des milieux de températures différentes, les mêmes causes ont ramené les mêmes effets. C'est la position fâcheuse dans laquelle se trouvent bien souvent les malades.

SIXIÈME OBSERVATION.

Rhumatisme articulaire sub-aigu, traité une première fois avec succès aux thermes de Saint-Amand, revenant six mois après, et disparaissant de nouveau par l'effet des mêmes moyens thérapeutiques.

M. Gossart, de Wandigny, éprouva à l'âge de onze ans un rhumatisme articulaire sub-aigu qui dura tout un hiver. Depuis lors, il n'avait fait aucune maladie, ne s'était même plus ressenti de rhumatisme, quand, dans le mois de mai 1848, toutes les articulations de ses membres furent atteintes par cette affection; elle n'était pas assez grave toutefois pour forcer le malade à garder le lit, n'éveillait pas de fièvre, et cependant elle résistait à tous les moyens mis en usage pour la combattre. Il alla dans le mois de juin 1850 prendre les boues de

Saint-Amand, et sortit de l'établissement grandement soulagé de ses douleurs. Cette amélioration se maintint jusqu'au mois de février suivant. Le rhumatisme reparut alors, et, le 25 juin 1851, M. Gossart retourna aux boues. Les extrémités des phalanges étaient alors grosses, douloureuses, ainsi que les articulations des poignets et des genoux ; à cela près, la santé était bonne. Après vingt jours de traitement, M. Gossart sortit de l'établissement complétement débarrassé de ses douleurs.

Dans les observations précédentes, l'inflammation rhumatismale était en grande partie dissipée lorsque les malades sont venus prendre les boues; il ne restait, pour ainsi dire, que les lésions d'organes ou de tissus organiques qu'elle avait déterminées; il n'en est pas de même dans celle-ci : la phlegmasie n'est pas éteinte, car son principal symptôme, la douleur, se fait vivement sentir dans toutes les articulations des extrémités. Combattue pendant longtemps par les moyens ordinaires, elle résiste jusqu'après le premier séjour du malade aux thermes de Saint-Amand ; revenue après six mois, c'est-à-dire au retour des temps froids et humides, elle reparaît de nouveau pour cesser tout à fait après un second traitement par les boues, fait en 1851.

Dans les cinq observations qui précèdent, le rhumatisme a siégé dans les articulations; dans les deux qui vont suivre, il a frappé les muscles et porté une grave atteinte à leur contractilité.

SEPTIÈME OBSERVATION.

Semi-paralysie de tout le côté gauche, n'ayant d'autres causes appréciables que le rhumatisme. Trois ans de durée. — Disparition de tous les accidents après six semaines de traitement.

M. Bouglé, de La Flèche, avait eu, à plusieurs reprises, dans le courant de 1848, des douleurs rhumatismales qui se fixèrent plus particulièrement et avec plus de gravité dans les extrémités supérieures et inférieures gauches. Quelque temps après, il sentit de la faiblesse dans le bras, et, vers la fin de 1849, ce phénomène morbide s'étendit à l'extrémité inférieure du même côté. Depuis lors, il n'avait fait qu'augmenter, bien que très-lentement. Aucun moyen de traitement actif n'avait été opposé à la maladie.

Un de ses compatriotes, qui était venu aux thermes de Saint-Amand pour une hydarthrose, l'engagea à s'y rendre également pour y faire usage des boues, dont il observait de bons effets dans des affections diverses. Avant de suivre cet avis, il m'écrivit pour me demander si je pouvais lui promettre de bons résultats du traitement. Je lui répondis que c'était un moyen à essayer, avec espoir de succès; mais seulement dans le cas où sa maladie serait tout à fait indépendante d'une affection cérébrale, ce que je ne pouvais juger, d'après les renseignements incomplets qu'il me donnait, et je l'engageai à consulter son médecin à ce sujet. M. Bouglé alla alors à Paris pour y prendre l'avis de M. le docteur Auvity, qui lui conseilla de se rendre aux thermes de Saint-Amand, où il arriva le 22 juillet 1851.

A son entrée dans l'établissement, le malade présentait l'état suivant : Affaiblissement très-marqué de la sensibilité et de la contractilité dans le membre supérieur gauche, qui est sensiblement moins chaud que le droit ; impossibilité pour le malade d'écarter les doigts, de ce côté, les uns des autres ; tremblement de la main et de l'avant-bras lorsqu'ils ne posent pas sur un objet fixe ; sentiment de faiblesse dans tout le côté gauche de la poitrine ; tremblement de toute l'extrémité inférieure gauche quand le pied est soulevé ; légère claudication, mais sans douleur ; teint mauvais, annonçant une altération grave dans la santé ; état assez satisfaisant cependant des organes digestifs.

M. Bouglé resta un mois et demi environ aux thermes de Saint-Amand. A sa sortie, sa figure pâle, maladive, avait repris de la vie ; la chaleur était revenue dans l'extrémité supérieure gauche, ainsi que sa sensibilité et sa contractilité, car la force de ce membre égalait celle de l'autre ; le tremblement du bras et de la jambe était dissipé, et la marche s'exécutait aussi aisément qu'avant la maladie.

Ainsi, voilà une affection, datant de quatre ans, guérie en moins de six semaines de traitement. L'appareil cérébro-spinal était dans ce cas tout à fait étranger à la maladie des muscles de tout le côté gauche du corps ; le rhumatisme seul avait porté une grave atteinte à leur vitalité. C'était donc un de ces cas rares de paralysie dus à un trouble de l'innervation, sans lésions anatomiques accessibles aux sens. Dans le fait qui suit, le rhumatisme détermine des effets assez semblables à ceux que nous venons de rapporter, mais d'une manière indirecte, c'est-à-dire en agissant primitivement sur les centres nerveux.

HUITIÈME OBSERVATION.

Affection combinée du cerveau et de la moelle épinière, occasionnée par le rhumatisme; semi-paraplégie. Trois ans de durée.—Vingt-trois jours de traitement, grande amélioration.

Mlle *** commença en 1843 à ressentir des douleurs, qu'on considéra comme de nature rhumatismale, dans toute la longueur des extrémités inférieures, mais plus particulièrement dans la droite, et suivant le trajet du nerf sciatique. Ces douleurs n'étaient pas constantes, mais revenaient par intervalles et sans grande acuité. Cet état de choses se continua ainsi pendant plusieurs années, sans qu'aucun moyen bien actif de traitement ait été employé.

En 1848, il lui survint des symptômes cérébraux, caractérisés principalement par la céphalalgie, l'ambliopie et une extrême dilatation de la pupille droite. Peu de temps après, et alors que les symptômes cérébraux se calmaient, la malade s'aperçut que les extrémités inférieures s'affaiblissaient, surtout la droite. Tout, dans ce moment, semblait indiquer une affection combinée du cerveau et de la moelle épinière, de nature rhumatismale; c'est ainsi que M. le docteur Lhéritier, de Paris, qui avait donné pendant quelque temps ses soins à la malade, caractérisa son affection, qui lui paraissait surtout intéresser les enveloppes de la moelle épinière.

Après avoir passé quelque temps aux Néothermes de Paris, Mlle *** vint, d'après les conseils de M. Lhéritier, à l'établissement sanitaire de Saint-Amand, où elle arriva le 8 août 1851.

Les douleurs de tête étaient alors terminées; mais la

pupille droite était restée très-dilatée. Il y avait un sentiment de faiblesse dans les extrémités inférieures, surtout de la droite, et un engourdissement très-prononcé dans ce membre; la marche était lente, ne paraissait pas gênée au premier abord, mais devenait difficile quand la malade voulait l'accélérer; il lui était impossible de courir. Elle éprouvait une grande difficulté à uriner, besoin qu'elle ne parvenait parfois à satisfaire qu'en faisant les plus grands efforts pour refouler, à l'aide de la contraction des muscles des parois abdominales, la masse des intestins sur la vessie.

Après vingt-trois jours de traitement, Mlle *** sortit de l'établissement dans une amélioration très-sensible. L'engourdissement, la faiblesse des extrémités abdominales, étaient dissipés; la marche s'exécutait bien, au point que Mlle *** pouvait courir; la difficulté d'uriner était passée; en un mot, il ne restait plus que la dilatation anormale de la pupille droite qui n'avait jamais fixé son attention.

Les phénomènes morbides que présentait Mlle *** à son entrée aux thermes dépendaient bien évidemment d'une affection de l'appareil cérébro-spinal. C'est par le cerveau qu'a commencé la scène pathologique, comme le démontre la céphalalgie, l'ambliopie, la dilation de la pupille, premiers symptômes qui se soient déclarés. Ce ne fut que plus tard, et lorsque les phénomènes cérébraux se calmaient, que débutèrent ceux dépendants de la portion lombaire de la moelle épinière, les seuls, à peu près, qui existaient quand la malade est entrée à l'établissement. C'est à cette circonstance, je crois, qu'elle a dû de voir son état s'améliorer beaucoup, sinon sa santé revenir complétement, car je doute qu'elle eût éprouvé de si heureux effets du traitement, si l'affection du cerveau n'eût été dissipée quand elle le commença.

Ici s'arrêtent les maladies de nature rhumatismale que nous avons observées en 1851 aux thermes de Saint-Amand. Celles qui sont l'objet des observations qui suivent ont eu d'autres causes, bien que siégeant dans des organes ou tissus organiques que nous avons vus affectés chez les précédents malades.

NEUVIÈME OBSERVATION.

Infiltration séreuse des parties molles environnant l'articulation tibio-fémorale droite, sans cause bien appréciable. — Vingt-deux jours de traitement; guérison.

M. le vicomte de Ribens, capitaine instructeur au 4e de cuirassiers, se fit une entorse au pied gauche, en 1836. Les premiers accidents passés, il se rendit aux eaux de Bourbonne, et les quitta sans en avoir obtenu aucun avantage; boitant après comme avant d'y être allé. En 1837, il se rendit pour ce même accident aux thermes de Saint-Amand, et en sortit complétement guéri.

En 1846, sans autre cause appréciable qu'un peu plus d'exercice du cheval que d'habitude, il lui survint du gonflement dans le genou droit; la marche était très-gênée, sans cependant être douloureuse. Des frictions faites avec la teinture de colchique, des vésicatoires et d'autres moyens plus ou moins actifs furent employés sans succès; mais le gonflement céda presque complétement à l'action des douches de solution d'hydrochlorate de soude.

Dans le mois de juin 1850, le même phénomène morbide revint brusquement, sans cause bien déterminée, et sans douleur, ni dans le genou, ni dans les parties molles environnantes. Cet accident disparut par l'usage des frictions mercurielles et le repos; mais il se renouvela plusieurs fois encore, avec plus ou moins d'intensité, sans qu'il fût possible à M. le vicomte de Ribens d'en saisir les causes.

Le 3 août 1851, il vint prendre les boues de Saint-Amand. Le genou malade était alors un peu plus fort que celui du côté opposé; le tissu cellulaire environnant la rotule était infiltré de sérosité; cet os, par l'effet du relâchement de son ligament inférieur, et du tendon du muscle droit antérieur, n'était plus appliqué sur les condiles du fémur; il flottait comme dans un liquide. Sans boiter, la marche n'était pas assurée; souvent, elle s'arrêtait tout à coup par la flexion instantanée et involontaire de la cuisse sur la jambe. A cet accident près, la santé de M. le vicomte de Ribens était parfaite.

Après vingt-deux jours de traitement, il sortit de l'établissement dans un état tout à fait satisfaisant. L'infiltration du tissu cellulaire environnant l'articulation tibio-fémorale malade était dissipée; la rotule, par la rétraction de ses ligaments, posait sur les condiles du fémur : aussi maintenait-elle en rapport les extrémités fémoro-tibiales de cette articulation, et empêchait-elle cette brusque et involontaire flexion du genou qu'éprouvait souvent M. de Ribens pendant qu'il marchait.

Quel était le siége et la nature de cette maladie? Pour nous, nous n'y avons vu ni arthrite, ni hydarthrose; la capsule synoviale nous a paru saine et ne contenant aucun liquide. C'était tout simplement un épanchement de sérosité dans les parties molles environnant l'articulation, et surtout dans le tissu cellulaire de la partie postérieure du ligament inférieur de la rotule, qui déplaçait cet os et le poussait en avant. Mais à quoi était dû cet épanchement? Y avait-il eu inflammation? Il est certain que si elle a existé, c'était dans une nuance bien légère, puisqu'il n'y avait jamais eu de douleur au genou; que la gêne de la marche était due simplement au gonflement de cette partie, le seul symptôme local que ce cas ait présenté.

Le fait suivant a beaucoup de rapport avec celui-ci. La cause qui a déterminé la maladie y est encore moins appréciable.

DIXIÈME OBSERVATION.

Infiltration séreuse dans tout le tissu cellulaire environnant l'articulation tibio-fémorale gauche, dissipée plusieurs fois et revenant avec les mêmes caractères, et toujours sans cause bien déterminée. — Premier séjour aux thermes en 1850; amélioration, mais seulement après le départ du malade de l'établissement. Deuxième séjour en 1851; guérison complète après sa sortie.

M. Gourmet, de Béthune, avait toujours joui d'une bonne santé, quand, dans le mois de juillet 1849, il fut pris subitement de quelques symptômes cholériques. Dix jours après, sans cause appréciable, il lui survint du gonflement dans le genou gauche, visiblement déterminé par un épanchement de sérosité dans le tissu cellulaire environnant l'articulation. En quelques jours, la maladie fit beaucoup de progrès. Elle fut combattue par de nombreux vésicatoires. Après une vingtaine de jours de ce traitement, il y eut un peu d'amélioration; cependant le genou resta roide, ce qui gênait beaucoup la marche. Cet état de choses dura six mois; après ce temps, la maladie reprit, sans cause sensible, sa première activité. Le genou redevint plus gros, par l'effet évident de l'infiltration des parties molles; on recourut de nouveau aux vésicatoires, qui n'amenèrent cette fois que très-peu de soulagement.

Voyant sa maladie persévérer, M. Gourmet se décida à aller prendre les boues de Saint-Amand. Du jour de son arrivée, 25 juillet 1850, au 15 août suivant, jour de son départ, il ne parut avoir retiré aucun effet avantageux de son traitement; mais, à son grand étonnement, peu de jours après être rentré chez lui, le gonflement du genou diminua, la marche devint plus facile, et il ne restait plus, après quelque temps, que le sentiment d'un peu de faiblesse dans l'articulation.

Cependant, dans l'hiver suivant, le genou redevint encore malade; il se gonfla, rendit la marche très-gênée, sans être toutefois douloureuse. Cet état persévérant, M. Gourmet retourna aux thermes de Saint-Amand pour y faire de nouveau usage des boues. De même que pendant le premier séjour qu'il y fit, il n'y eut pas de changement dans sa maladie, ce qui l'inquiéta peu, persuadé, par l'expérience de l'année précédente, que le mieux ne tarderait pas à se faire sentir; c'est ce qui est, en effet, arrivé; car dans une lettre, en date du 24 janvier suivant, il me dit que l'espoir qu'il avait dans l'efficacité des boues de Saint-Amand s'était encore réalisé; que peu de temps après sa sortie de l'établissement, la maladie de son genou s'était beaucoup améliorée, et qu'il lui arrivait maintenant de faire des courses de deux et trois lieues sans ressentir la moindre fatigue.

Ce fait, comme on le voit, a la plus grande analogie avec le précédent; c'est le même genre d'affection ayant le même siége : un gonflement du genou, dû à l'infiltration séreuse dans les parties molles environnant l'articulation, survenu sans cause bien appréciable. Comme chez M. le vicomte de Ribens, la maladie s'est passée plusieurs fois, pour revenir ensuite, et toujours sans cause bien déterminée. Seulement, dans ce cas-ci, pendant deux années consécutives, l'amélioration ne s'est fait sentir qu'après le départ du malade de l'établissement. On peut juger, d'après ce qu'il a écrit lui-même, que sa guérison est aujourd'hui complète.

Dans les trois observations suivantes, la maladie du genou présente les mêmes caractères que dans les deux que nous venons de rapporter; mais les causes en sont bien connues.

ONZIÈME OBSERVATION.

Distension des ligaments de l'articulation tibio-fémorale droite; suites graves de cet accident. — Dix-neuf jours de traitement; grande amélioration, puis guérison.

Au commencement de 1851, M. Rogier, alors habitant Bordeaux, avait éprouvé, pendant une promenade, une torsion des ligaments de l'articulation du genou droit. Cette affection l'avait forcé à garder le lit pendant quatre mois. Quand il le quitta, étant encore très-gêné dans la marche, il se disposait à aller prendre les eaux de Baréges, quand son parent, M. le docteur Castiau, de Vieux-Condé, l'engagea à donner la préférence aux boues de Saint-Amand. Il suivit cet avis, et arriva à l'établissement le 6 juillet suivant.

A son entrée, le désordre le plus prononcé qu'on observait dans l'articulation malade était la saillie que formait le tendon du droit antérieur de la cuisse, du ligament rotulien, et de la rotule, qui se trouvait fortement écartée des condiles du fémur. C'était là le seul phénomène pathologique que j'avais noté; aussi n'aurais-je pu consigner cette observation dans ce travail, si, dans une lettre datée de Barcelonnette, le 28 janvier 1852, M. Rogier ne m'avait donné les renseignements dont j'avais besoin. Je crois devoir la rapporter ici, parce qu'elle donne une idée très-exacte de son état, lorsqu'il a commencé son traitement, et des effets qu'il en a obtenus :

« L'affection du genou, me dit M. Rogier, m'était venue à la promenade, à la suite d'une torsion. Lorsque je me suis déterminé à aller prendre les boues, il ne me restait que l'empâtement dans la partie malade, mais il y avait une grande roideur dans l'articulation. Dès la troisième ou quatrième boue, l'amélioration s'est fait sentir. A partir de ce moment, les mouvements du genou se sont de mieux en mieux exécutés, et la claudication a diminué graduellement.

« Lorsque je suis arrivé à Barcelonnette, dans les premiers jours d'août, l'articulation était encore faible, mais le mieux que j'avais ressenti aux eaux a continué progressivement.

« Au mois de septembre, je ne pouvais monter à cheval que du côté remontoir; à la fin d'octobre, j'ai pu commencer à le faire du côté montoir, mais avec l'aide d'une ou deux personnes; aujourd'hui, je monte à cheval avec la même facilité que si jamais je n'avais rien eu à la jambe ; je marche pendant cinq ou six heures de suite dans nos montagnes, qui présentent, sur certains points, une pente de 50 à 75 centimètres par mètre, sans éprouver autre chose qu'une lassitude générale, qu'un repos de quelques heures suffit pour faire disparaître. Le genou qui, à l'époque où je suis entré à la fontaine Bouillon, présentait une saillie de plus d'un pouce, ne dépasse plus l'autre genou que de quelques lignes. Avant six semaines, je pense que l'extension se fera aussi complétement que par le passé. La claudication n'existe plus.

« D'après les explications qui précèdent, vous jugerez sans doute que c'est avec raison que je me considère aujourd'hui comme radicalement guéri d'une affection qui m'avait forcé à garder le lit pendant quatre mois. »

Ce fait est remarquable, à cause de la promptitude avec laquelle les effets avantageux des eaux se sont fait sentir.

DOUZIÈME OBSERVATION.

Arthrite, par cause externe, de l'articulation tibio-fémorale ; distension des ligaments articulaires, surtout du rotulien. Troisième année de la maladie. — Vingt-six jours de traitement ; amélioration très-sensible.

Mme la comtesse de ***, tourmentée depuis plusieurs années par un rhumatisme vague, occupant plus particulièrement les articulations, ressentit, en dansant, en 1847, une vive douleur dans le genou droit. En quelques jours, cette partie devint très-enflée et douloureuse. Cet état de choses se maintint longtemps, bien qu'il fût combattu par un traitement très-actif. En 1848, cette dame alla prendre les eaux de Néris, et les quitta sans en avoir obtenu aucun avantage. Après être restée assez souffrante de l'articulation malade pendant deux ans, elle vint, dans le mois de juillet 1851, aux boues de Saint-Amand. A son arrivée, je constatai que le genou était d'un centimètre et demi plus gros que le gauche; la marche était gênée, mais sans être douloureuse; les ligaments de la rotule, évidemment distendus : aussi cet os était-il d'une grande mobilité, et ne s'appliquait plus contre les condyles du fémur; comme dans la plupart des cas semblables, un craquement se faisait entendre pendant les mouvements de l'articulation.

Mme de *** resta vingt-six jours à l'établissement, et en sortit dans un état satisfaisant, car son genou était diminué de grossenr, et elle pouvait faire à pied, et sans fatigue, une longue marche; tandis qu'avant son traitement elle n'aurait pu faire un quart de lieue.

TREIZIÈME OBSERVATION.

Arthrite aiguë passée à l'état chronique, et se maintenant ainsi pendant près de vingt ans, par l'effet d'accidents successifs. — Grande amélioration obtenue par deux traitements aux thermes de Saint-Amand.

M. Quesnu, lieutenant de place à Lille, fit une chute de cheval dans le courant de 1831, qui contusionna fortement son genou gauche, au point de le forcer à garder le lit pendant trois mois. Il boitait encore six mois après. Cette partie resta douloureuse pendant plusieurs années. En 1834, il alla prendre, pour cet accident, les eaux de Bourbonne, dont il éprouva de bons effets. En 1835, après avoir franchi un fossé, il ressentit une vive douleur dans le même genou, qui devint très-enflé. Les suites de ce nouvel accident durèrent plus de six mois, pendant lesquels la marche resta très-difficile. A peine en était-il rétabli, qu'à la suite d'un effort musculaire pour prévenir une chute, il vit se réveiller les symptômes inflammatoires du genou depuis si longtemps malade, et il fut pendant six mois encore au traitement. Étant à Lille, en 1843, il fit une nouvelle chute dont le genou gauche eut encore à souffrir, et qui, après les principaux accidents locaux passés, le força à prendre des béquilles pendant dix-huit mois. Deux années de suite, il retourna à Bourbonne. Dans la première, il n'en retira aucun effet avantageux, resta souffrant jusqu'à l'année d'après; mais, cette fois, les eaux eurent des résultats favorables : il put marcher à l'aide d'une canne, et cette amélioration se maintint jusqu'en octobre 1849.

Pendant une ronde de nuit, une chute nouvelle ramena pour une troisième fois tous les accidents inflammatoires précédents. Le genou devint très-douloureux et s'engorgea considérablement, surtout au jarret. La cuisse, elle-même, s'enfla avec douleur; il était impossible au malade de poser le pied à terre.

Il vint, en 1850, prendre les boues de Saint-Amand. Pendant six semaines, il n'en ressentit aucun effet favorable; mais, peu de jours après être sorti de l'établissement, il survint graduellement un mieux sensible, qui ne lui permit cependant pas de marcher sans deux béquilles. Il était encore dans cet état, quand il revint, le 13 juillet 1851, reprendre les boues. Son état s'améliora tellement cette fois, qu'il put abandonner une de ses deux béquilles avant de quitter les thermes. C'est assez dire que sa marche était devenue plus facile.

M. Quesnu n'était donc pas sorti complétement guéri de l'établissement sanitaire de Saint-Amand; mais son état s'était très-sensiblement amélioré pendant le dernier séjour qu'il y fit. Or, quand on pense que son genou avait été presque constamment malade pendant vingt années, il est impossible de méconnaître la puissante efficacité des moyens de traitement qu'offrent nos thermes contre ces sortes d'accidents.

QUATORZIÈME OBSERVATION.

Arthrite tibio-tarsienne, suite d'entorses. Neuvième année de la maladie. — Amélioration sensible après un mois de traitement.

M. Denis, de Bazuel, se fit, pendant l'année 1843, deux entorses au pied gauche. Pendant une fièvre typhoïde grave dont il fut affecté cette même année, ses deux jambes s'engorgèrent, et restèrent dans cette situation pendant cinq mois. Cet état morbide se dissipa ensuite, mais l'articulation tibio-tarsienne, celle qui avait été le siége des deux entorses, resta très-enflée et douloureuse. Cette situation maladive de l'articulation du pied persévéra jusqu'au mois d'avril 1848. A cette époque, l'engorgement fit de nouveaux progrès, et la partie malade redevint plus souffrante. Cette affection fut traitée par un grand nombre de moyens topiques, mais sans aucun succès. En 1850, M. Denis alla aux eaux de Bourbonne, qu'il quitta absolument dans le même état où il se trouvait avant d'en faire usage. Pendant l'hiver de 1850 à 1851, la tuméfaction de l'articulation augmenta encore, ainsi que la douleur.

A son entrée à l'établissement thermal de Saint-Amand, le 16 juin 1851, l'articulation tibio-tarsienne gauche présentait un développement plus fort de moitié que celle de l'autre jambe. Les deux côtés, mais surtout le gauche, offraient un bourrelet, sur lequel se dessinaient des veines variqueuses, évidemment formées par un épanchement dans la capsule synoviale. L'extrémité inférieure du tibia est sensiblement gonflée; les mouvements du pied sont très-restreints; la marche, sans être douloureuse, est très-gênée : aussi y a-t-il claudication.

Après un mois de traitement, M. Denis quitte les thermes dans un état d'amélioration prononcée. L'engorgement est de beaucoup diminué; les mouvements du pied sont plus étendus, sans douleur : aussi ne boite-t-il plus en marchant, et peut-il faire des courses prolongées.

QUINZIÈME OBSERVATION.

Induration très-étendue de la fesse, résistant aux moyens les plus énergiques, et cédant, après dix jours de traitement, aux douches et aux bains de boues.

M. le comte *** fait, à la fin de juin 1851, une chute de cheval qui lui occasionne une violente contusion au bras gauche, à la partie gauche de la poitrine et surtout à la fesse de ce côté. Les accidents du bras et des parois de la poitrine cèdent aux effets de trois saignées, de 250 sangsues, de plusieurs vésicatoires et d'autres topiques; mais ceux de la fesse persistent dans toute leur gravité.

Un mois après sa chute, M. le comte ***, d'après le

conseil que lui en avait donné M. le professeur Roux, de Paris, se rendit aux thermes de Saint-Amand.

A son arrivée, le bras et le côté étaient dans leur état naturel; mais il n'en était pas de même de la fesse : ce n'était plus un simple engorgement qu'on y observait, mais une induration de tout le tissu cellulaire adipeux de cette partie : aussi ne se déprimait-elle pas sous une forte pression. Elle était très-volumineuse, indolente, s'étendait à toute la région lombaire gauche, et gênait un peu la marche.

Après dix jours seulement de traitement par les douches et les bains de boues, cette affection était complétement dissipée. La peau, par suite de l'énorme distension qu'elle avait éprouvée, formait de larges plis qui s'effacèrent après quelque temps.

Lorsque nous n'aurions que ce fait, il suffirait pour démontrer combien est grande la puissance résolutive des agents thérapeutiques qui se trouvent aux thermes de Saint-Amand, puisqu'ils ont opéré en dix jours la résolution d'un engorgement, passé à l'état d'induration, des plus considérables, contre lequel avait vainement été employé le traitement le plus énergique.

Dans l'observation qui suit, nous les verrons encore agir avec le même succès pour un cas qui a quelque analogie avec celui que nous venons de rapporter.

SEIZIÈME OBSERVATION.

Rupture de fibres musculaires des jumeaux ; engorgement considérable de la jambe. Quatrième mois de l'accident. — Trente et un jours de traitement ; disparition de l'engorgement.

Dans le mois de mars 1851, M. Wastelier du Parc, propriétaire à Douai, se rompit quelques fibres des muscles jumeaux pendant un effort musculaire qu'il fit pour franchir un fossé. Cet accident fut constaté par M. le docteur Retier, son médecin. Les suites immédiates de cette rupture furent celles qu'on observe ordinairement en pareil cas : M. Wastelier se sentit comme frappé d'un coup de fouet; les mouvements du membre lui devinrent excessivement douloureux; il y éprouva un subit engourdissement, et bientôt il y survint un engorgement très-considérable. Par l'effet d'un repos absolu, la douleur se calma ; mais le gonflement de la jambe persévéra, s'accrut même, malgré tous les moyens de traitement qu'on employa. Quatre mois après cet accident, M. Wastelier alla aux thermes de Saint-Amand. A son arrivée, le 4 juillet, il marchait avec beaucoup de peine, boitait, et avait la jambe gauche considérablement engorgée dans toute son étendue, sans y éprouver la plus légère douleur dans l'état de repos. Après une quinzaine de jours de traitement, l'engorgement était presque complétement disparu; mais la marche restait difficile. C'est dans cette situation que M. Wastelier sortit de l'établissement. Il vêtit sa jambe malade d'un bas en caoutchouc vulcanisé, afin d'y favoriser la circulation par une compression modérée.

Dans ce cas encore, nous avons obtenu de nos moyens

de traitement de bons effets : la résolution des fluides épanchés dans le tissu cellulaire sous-cutané, et des interstices des muscles s'est opérée rapidement; tandis qu'elle avait jusqu'alors résisté à tous les agents thérapeutiques mis en usage pour la dissiper. Mais c'est là tout ce qu'on pouvait en attendre; il est évident qu'ils étaient impuissants contre la solution de continuité des fibres musculaires, seule cause de la difficulté de la marche qu'éprouvait encore M. Wastelier lorsqu'il est sorti des thermes.

DIX-SEPTIÈME OBSERVATION.

Flexion forcée des doigts des deux mains, survenue sans cause appréciable, suivie de névralgies fémoro-poplitées. — Usage des boues de Saint-Amand; amélioration. Retour des accidents; retour aux eaux; guérison.

Lefebvre, facteur à la poste aux lettres de Douai, avait toujours joui d'une bonne santé, lorsque, dans les premiers jours de juin 1849, il vit ses doigts du côté gauche se courber forcément, graduellement et sans douleur, vers la paume de la main, sans qu'il pût les redresser. Huit jours après, le même phénomène pathologique se déclara dans la main droite, sans que rien vînt expliquer l'apparition de cet étrange accident. Peu de temps après, des douleurs intolérables se firent sentir le long du trajet des nerfs sciatiques; elles obligèrent le malade à garder le lit pendant deux mois. Alors son état s'améliora assez pour lui permettre de marcher un peu; mais avec difficulté, car le pied droit était fortement tourné en dedans et le gauche en dehors. C'est dans cette situation qu'il alla dans le mois d'août prendre les boues de Saint-Amand, dont il retira de bons effets. Sa santé resta assez bonne jusque dans le mois de juin suivant; à cette époque, il fut atteint d'une seconde attaque absolument semblable à la première, c'est-à-dire que les doigts se courbèrent vers la paume des mains et que, quelques jours après, des douleurs très-aiguës se firent sentir aux cuisses, aux jambes, aux pieds, et forcèrent le malade à se remettre au lit. Aussitôt que ses souffrances furent un peu diminuées, il retourna aux thermes, où il resta quarante-six jours. Quand il en sortit, son état était tellement amélioré qu'il put reprendre immédiatement son service de facteur : il ne souffrait plus; les doigts avaient repris la liberté de leurs mouvements; les pieds seulement étaient encore un peu dans la direction vicieuse qu'ils avaient prise, lors de la première attaque, et qu'ils n'avaient jamais entièrement quittée.

Ce fait est remarquable sous plusieurs rapports, surtout en ce que la contraction permanente des doigts des mains existait sans douleur; tandis que l'état pathologique dans lequel se trouvaient les extrémités inférieures avait la douleur pour principal symptôme. On peut croire que, dans ce cas, la cause de la maladie affectait seulement les nerfs du mouvement dans les membres thoraciques; mais elle intéressait à la fois ceux du mouvement et du sentiment dans les extrémités pelviennes, puisque, indépendamment de la douleur violente dont ils étaient le siége, ils avaient pris dans les pieds une direction vicieuse.

DIX-HUITIÈME OBSERVATION.

Névralgie fémoro-poplitée (sciatique). Dix-huitième mois de la maladie. — Vingt-cinq jours de traitement ; guérison.

M. Gay, propriétaire à Saint-Omer, fut atteint en 1849 d'une sciatique qui le força à garder le lit pendant six semaines. Les douleurs s'apaisèrent alors, mais ne cessèrent jamais complétement ; parfois elles se réveillaient vivement, et rendaient la marche très-difficile. Pour combattre sa maladie, M. Gay alla prendre les boues de Saint-Amand en 1850. Après vingt-cinq jours de traitement, il en sortit très-soulagé. Il y retourna le 1er juillet 1851, en fit usage jusqu'au 25 du même mois, quitta l'établissement n'ayant plus aucune douleur, et pouvant faire à pied une marche très-longue sans souffrir.

DIX-NEUVIÈME OBSERVATION.

Névralgie fémoro-poplitée, existant depuis douze ans, disparaissant chaque année par l'effet des traitements suivis soit à Aix-la-Chapelle, soit à Saint-Amand, et revenant sous l'influence des temps froids et humides de l'automne.

Mme Dubois, de Boisy (Belgique), est affectée depuis douze ans de douleurs rhumatismales qui siégent dans diverses parties du corps ; mais plus particulièrement le long du trajet du nerf sciatique. Pendant les sept premières années de sa maladie, elle alla tous les ans, pendant la saison, prendre les eaux d'Aix-la-Chapelle, dont elle retira de bons effets ; puis elle vint aux boues de Saint-Amand, qui avaient également pour elle les meilleurs résultats : constamment elle y arrivait très-souffrante, et les quittait sans douleur. Après les avoir prises en 1851, elle s'en retourna, comme les autres fois, dans un état très-satisfaisant, ce qui n'empêchera probablement pas les douleurs de revenir dans les temps froids et humides de l'automne.

VINGTIÈME OBSERVATION.

Ankylose incomplète de l'articulation tibio-tarsienne, par suite d'une fracture comminutive du tibia et du péroné de la jambe gauche. Marche forcée sur la pointe du pied depuis dix-huit mois. — Cessation de ce grave inconvénient après trente-trois jours de traitement.

Mme de Vina eut, en 1849, en tombant de voiture, les deux os de la jambe gauche fracturés, avec plaie, dans ses deux tiers inférieurs. Elle fut forcée de garder le lit pendant quatre mois, et, pendant quatre autres mois, elle ne put marcher qu'avec des béquilles. Le résultat de cette fracture comminutive fut un raccourcissement de la jambe de trois centimètres, et de ne pouvoir marcher que sur la pointe du pied, dans l'impossibilité où elle se trouvait de le poser à plat sur le sol. C'est dans cet état qu'elle vint, d'après les conseils de M. le docteur Marx, de Paris, se faire traiter aux thermes de Saint-Amand au commencement d'août 1851. A son entrée dans cet établissement, l'articulation tibio-tarsienne ne pouvait exécuter que de très-faibles mouvements, surtout de dehors en dedans, au point que cette dame pensait que l'articulation était complétement ankylosée. Le pied était étendu sur la jambe, et sa flexion sur ce membre impossible, même par une forte pression, aidée de la volonté. Toutes les parties molles à la hauteur et au-dessus de la fracture étaient, en arrière, très-tendues, et le tendon d'Achille sans mouvement; de sorte que je crus d'abord que toutes ces parties, à la hauteur du cal, avaient contracté des adhérences qui en empêchaient les fonctions.

Après trente-trois jours de traitement, Mme de Vina quitta l'établissement dans l'état suivant : elle boitait par l'effet irrémédiable du raccourcissement de sa jambe; mais le jeu de l'articulation tibio-tarsienne s'était beaucoup étendu; les parties molles au voisinage de la fracture avaient repris leurs mouvements, au point de permettre à Mme de Vina de poser le pied à plat sur le sol; de sorte que sa marche était devenue beaucoup moins gênée, et moins irrégulière qu'avant son entrée à l'établissement.

La première fois que je fus consulté par Mme de Vina, je lui fis entendre que je n'osais espérer que l'état de sa jambe s'améliorerait par le traitement auquel elle venait se soumettre, parce que l'articulation tibio-tarsienne n'exécutait presque plus de mouvements; que la roideur des parties molles avoisinant postérieurement la fracture, et la cessation de leur fonction, me faisaient craindre des adhérences contre lesquelles nos moyens thérapeutiques ne pouvaient agir; aussi ma surprise fut-elle grande quand, après une quinzaine de jours, je sentis le tendon commun au jambier grêle, aux jumeaux et au solaire, exécuter des mouvements qui permettaient au jambier antérieur de fléchir le pied sur la jambe. Ce fait intéressant parle d'autant plus en faveur du traitement, que l'accident de Mme de Vina était ancien, et que bien des moyens avaient été vainement employés jusqu'alors pour la guérir.

VINGT ET UNIÈME OBSERVATION.

Paralysie de tous les muscles des extrémités, suite d'empoisonnement par le sous-carbonate de plomb, réduite, après quatre ans, aux doigts des deux mains. — Grande amélioration, après un mois et demi de traitement.

Denis Pollet, de Cambrai, jouissait d'une très-bonne santé lorsqu'il entra, comme ouvrier, dans la fabrique de blanc de céruse de Clichy-la-Garenne, près Paris. Dans le mois de décembre 1847, il fut pris de coliques qu'on considéra comme l'effet d'une intoxication par le métal, objet de la fabrication de cet établissement. Il entra à l'hôpital Beaujon, et le quitta après dix-huit mois de traitement, n'ayant plus de douleurs. Cependant, dans la journée même de sa sortie, les coliques revinrent, et, quinze jours après, il fut admis à l'hôpital de Sainte-Marguerite, où il subit le traitement dit *de la charité*. Les douleurs ne tardèrent pas à disparaître; mais, à la suite de quelques bains médicamenteux, dont il ne put m'indiquer la composition, les extrémités inférieures, puis les supérieures, furent frappées d'une paralysie qui devint complète en vingt-quatre heures. Le malade fut obligé de garder le lit pendant dix mois. Cet espace de temps écoulé, les mouvements se rétablirent graduellement dans les extrémités inférieures, et, cinq ou six mois après, ils revinrent dans les membres thoraciques. Il resta deux ans et demi à l'hôpital, et en sortit dans la situation suivante : les extrémités inférieures sont dans un bon état ; la marche est facile ; les fonctions des articulations scapulo-humérale et huméro-cubitale s'exercent sans aucune gêne ; mais celles du poignet sont très-limitées, et tous les doigts des deux mains roides, sans mouvement et fortement déjetés en dehors, ce qui empêche Pollet de se livrer à aucun travail. A cela près, sa santé est bonne.

C'est ainsi qu'était Pollet lorsqu'il entra le 20 juin aux thermes de Saint-Amand. Étant venu me consulter à son arrivée, je ne lui laissai guère l'espoir de voir son infirmité se passer par l'effet de nos moyens de traitement, et je l'engageai à essayer l'électricité. Malgré cet avis, il resta à l'établissement, et en suivit avec beaucoup d'assiduité le traitement. Après une vingtaine de jours, son état était absolument le même que lors de son entrée ; mais ensuite les mouvements du poignet devinrent plus faciles, et les doigts reprirent graduellement à peu près leur position naturelle, tout en conservant cependant de la roideur dans leurs articulations.

Cette observation est encore très-remarquable. Il serait impossible de méconnaître dans ce cas pathologique les effets avantageux du traitement de nos thermes, sur lequel je n'osai pas moi-même compter dans une circonstance aussi grave, surtout en considérant la longue durée de la maladie de Pollet.

Il y a eu peu de dermatoses en 1851 aux thermes de Saint-Amand ; nous n'en avons recueilli que deux observations que nous allons rapporter.

VINGT-DEUXIÈME OBSERVATION.

Prurigo existant depuis quatre ans, cédant après un mois et demi de traitement.

M. *** était affecté, depuis près de quatre ans, d'un prurigo qui occupait le dos et le devant de la poitrine ; rien ne paraissait à la peau, qui cependant était le siége d'un prurit continuel et insupportable. Un très-grand nombre de moyens ayant été vainement employés contre cette affection, il vint aux thermes de Saint-Amand dans les premiers jours de juin 1851. Jusqu'à la fin de ce mois, il ne ressentit aucun effet du traitement, qui consistait dans l'administration des douches, des bains de boues, et dans l'emploi de l'eau sulfureuse en boisson ; mais, au commencement de juillet, les démangeaisons devinrent moins vives à la partie postérieure du tronc, et, peu de temps après, elles diminuèrent sur le devant de la poitrine. A sa sortie de l'établissement, le malade était débarrassé de cette affection de la peau.

On sait combien le prurigo est rebelle aux traitements les plus préconisés. Le plus souvent, s'il est très-prononcé, il résiste des années entières, et tient les malades dans d'intolérables souffrances. On peut donc, par le succès obtenu dans ce cas, juger des effets qu'on retirerait de nos moyens de traitement dans des dermatoses d'une guérison moins difficile que celle dont nous venons de parler.

VINGT-TROISIÈME OBSERVATION.

Psydracia, éphélides, catarrhe utérin, disparaissant après vingt jours de traitement.

Mlle de M.... était venue aux eaux de Saint-Amand pour accompagner sa mère, atteinte de douleurs rhumatismales, sans penser devoir en faire usage pour elle-même, affectée d'un psydracia répandu sur tout le corps, et de larges éphélides qui lui couvraient une partie de la figure. D'après mes conseils, elle profita de cette occasion pour se traiter de ces maladies, qui cessèrent complétement après une vingtaine de jours d'usage des bains de boues et de l'eau sulfureuse en boisson; de plus, elle vit disparaître un catarrhe utérin dont elle ne m'avait point parlé d'abord.

VINGT-QUATRIÈME OBSERVATION.

Gravelle. — Guérison complète après vingt jours de traitement.

Nous n'avons eu, je crois, en 1851 qu'un seul cas de gravelle; je n'en ai pas recueilli l'observation. La personne qui en était affectée, est un riche propriétaire de Tournai, M. Busine, qui, dans une lettre écrite au directeur de l'établissement, s'exprime ainsi au sujet des effets de l'eau qu'il a prise en boisson et en bains, les seuls moyens de traitement qu'il ait employés :

« J'avais depuis trois ans la gravelle; elle était si grave, que je rendais parfois, dans une seule journée, jusqu'à quarante et cinquante graviers. M. Cambier, mon médecin, voyant que tous les traitements que j'employais restaient sans effets utiles, me conseilla d'aller aux eaux de Saint-Amand. Je m'y rendis, et y restai trois semaines, bien que, quinze jours après mon arrivée, je me crusse complétement guéri, ne rendant plus le moindre gravier. Je n'en ai pas laissé aller depuis (sa lettre est du 29 octobre), et j'espère bien qu'il ne m'en viendra plus, ce qui ne m'empêchera pas d'aller vous voir à la saison prochaine, ne fût-ce que pour témoigner à vos eaux ma reconnaissance de m'avoir guéri. »

Ce sont, comme nous l'avons dit, les succès obtenus de l'emploi des eaux minérales de Saint-Amand contre la gravelle, qui ont commencé leur réputation dans le XVe siècle, époque où cette maladie était très-fréquente chez les Flamands; tandis qu'ils en sont aujourd'hui assez rarement affectés : circonstance qui, avec bien d'autres, prouve qu'au fur et à mesure que les progrès de la civilisation, de l'aisance, changent nos conditions d'existence, les maladies se modifient. Cela explique aussi comment il en est qui ont tout à fait disparu; tandis qu'il en est apparu de nouvelles.

Si maintenant nous examinons dans leur ensemble les maladies qui ont été traitées aux thermes de Saint-Amand en 1851, et dont nous nous sommes occupés, nous voyons que la plupart ont été déterminées par le rhumatisme. C'est aussi à cette affection qu'il faut, en grande partie, attribuer toutes celles qu'on y a vues cette année, et dont nous n'avons pas parlé, soit parce qu'elles offraient peu d'intérêt, soit parce que, n'étant pas en relation avec les personnes qui ne demeuraient pas dans l'établissement, il nous eût été difficile de recueillir les observations de leurs affections.

Mais c'est bien moins pour le rhumatisme que l'on vient aux boues de Saint-Amand que pour les altérations que cette maladie détermine dans les organes ou tissu organique qu'elle affecte, car le plus souvent elle est éteinte; la douleur, son principal symptôme, n'existe plus. Or, quelque graves que fussent ces altérations, nous les avons vues, pour la plupart, se guérir ou s'améliorer beaucoup sous l'influence de nos moyens de traitement; il en a été de même dans les cas où la douleur était encore le symptôme dominant.

Cependant, toutes les lésions de l'appareil de la locomotion que nous avons observées n'avaient pas été occasionnées par le rhumatisme; mais les effets de nos agents thérapeutiques n'en ont pas été moins favorables, parce que l'inflammation ne varie, dans ses résultats apparents, que par les éléments anatomiques qui entrent dans la composition des parties où elle siége; que l'arthrite rhumatismale n'altère pas les tissus d'une autre manière que le ferait celle produite par la distension, la dilacération des ligaments articulaires. Voilà pourquoi l'action de nos eaux, de nos boues, est la même dans toutes ces affections, quelle que soit leur origine.

C'est sans doute à leur puissance résolutive qu'il faut attribuer leurs heureux effets dans ces cas pathologiques; c'est à ce mode d'action, dû probablement à la grande quantité de sulfure de fer que les boues renferment, aidé maintenant d'une chaleur suffisante, que doit être rapportée la résolution des liquides épanchés dans les capsules synoviales, dans les parties molles environnant les articulations, comme aussi les engorgements, même passés à l'induration, comme nous en avons eu un exemple bien remarquable dans la quinzième observation.

Nous avons également vu combien nos traitements étaient efficaces dans les névralgies, comme l'attestent les trois observations que nous avons consignées dans ce travail.

Des trois cas de paralysie indépendante de lésions cérébrales que nous avons rapportés, dans deux la guérison a été complète, et, dans le troisième, il s'est opéré une amélioration qu'on ne pouvait guère espérer.

N'était-ce pas aussi un beau succès obtenu chez le jeune Démoncy! On sait combien sont graves les plaies fistuleuses dépendantes de la carie des os, symptomatiques d'affection scrofuleuse; avec quelle difficulté elles se guérissent; cependant, dans l'espace d'un mois, la sienne était cicatrisée. Certes, ce n'est pas par un effet purement local que le traitement a agi dans cette circonstance; mais bien en augmentant la vitalité de tous les systèmes organiques, aux dépens de celui que constitue l'ensemble des vaisseaux lymphatiques, c'est-à-dire en modifiant l'économie entière.

Nous n'avons eu que deux cas de dermatose : l'un, le psydracia, de guérison facile; l'autre, le prurigo, rebelle, le plus souvent, pendant des années entières aux traitements les plus actifs, qui cependant a fini par céder à ceux que renferment nos thermes.

La lettre de M. Busine nous a montré avec quelle rapidité une gravelle intense s'est dissipée, sans qu'aucun symptôme en ait reparu pendant les quatre mois qui ont suivi son départ de l'établissement.

Pour bien apprécier la valeur thérapeutique des eaux et des boues de Saint-Amand, il ne faut pas perdre de vue que presque tous les malades, sujets de nos observations, étaient gravement affectés; qu'ils ne sont venus en faire usage que lorsqu'ils avaient déjà épuisé toutes les ressources de la médecine ordinaire, et plusieurs même après avoir vainement demandé leur guérison aux eaux minérales les plus renommées.

FIN.

TABLE DES MATIÈRES.

www.ingramcontent.com/pod-product-compliance
Ingram Content Group UK Ltd.
Pitfield, Milton Keynes, MK11 3LW, UK
UKHW031935260826
14628UKWH00004B/1631

9 782019 655860